U1020035

中医养生速查宝典

单双穴特效疗法

李哲 编著

中国科学技术出版社
·北京·

图书在版编目（CIP）数据

单双穴特效疗法 / 李哲编著. -- 北京：中国科学技术出版社，2025. 6. -- ISBN 978-7-5236-1452-5

Ⅰ. R245.9

中国国家版本馆 CIP 数据核字第 20253WX463 号

策划编辑　韩　翔　于　雷
责任编辑　于　雷
装帧设计　翰墨漫童
责任印制　徐　飞

出　　版　中国科学技术出版社
发　　行　中国科学技术出版社有限公司
地　　址　北京市海淀区中关村南大街 16 号
邮　　编　100081
发行电话　010-62173865
传　　真　010-62179148
网　　址　http://www.cspbooks.com.cn

开　　本　880mm × 1230mm　1/64
字　　数　73 千字
印　　张　2.5
版　　次　2025 年 6 月第 1 版
印　　次　2025 年 6 月第 1 次印刷
印　　刷　鸿鹄（唐山）印务有限公司
书　　号　ISBN 978-7-5236-1452-5
定　　价　25.00 元

内容提要

本书是一本深入浅出地介绍穴位疗法的书籍，旨在帮助读者快速掌握穴位按摩的技巧，以应对各种常见病症。全书共分三章，第一章为读者讲解了穴位的基础知识，以及穴位对缓解疾病和养生保健的作用，同时介绍了科学选穴的原则，让读者能够快速准确地找到穴位。第二章详细介绍了如何利用单个穴位进行治疗，强调了单穴疗法的简便性和有效性。第三章则探讨了两个穴位组合使用时的增效作用，突出了穴位搭配的科学性和实用性。本书是适合广大读者学习和实践的穴位按摩速查手册，具有很高的实用价值。

目录

第一章

不可不知的穴位及穴位按摩

第二章

单穴妙用有特效

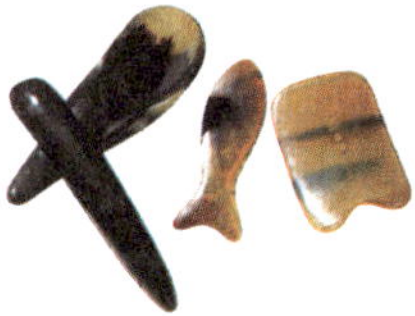

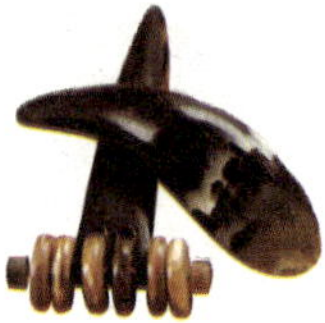

第二章

双穴合用效果佳

编者公告

本书旨在为广大读者提供养生保健参考，并非医疗手册。书中所提供的信息不能代替医生的诊疗与处方。如果您怀疑自己身患疾病，建议及时去医院进行必要的诊断与治疗。

第一章 不可不知的穴位及穴位按摩

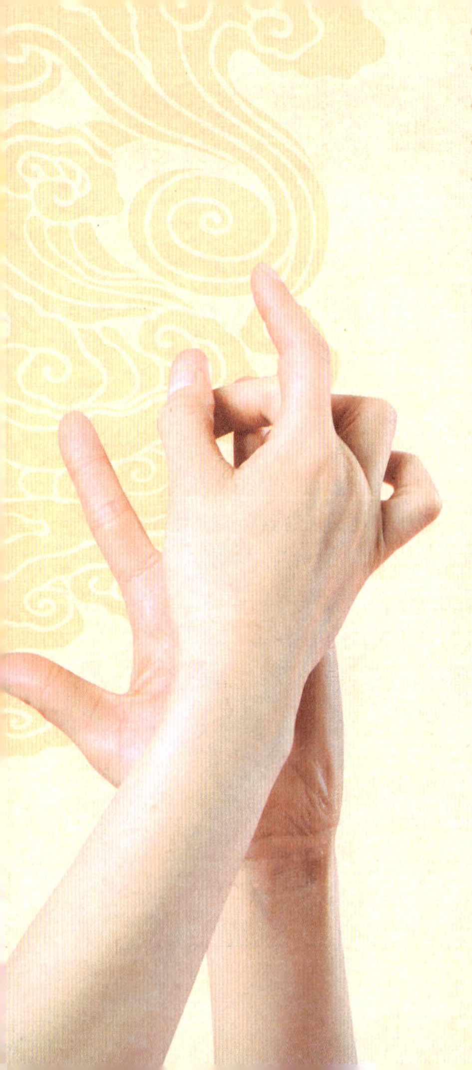

了解穴位

穴位名称的由来

腧穴，古称“气穴”“气府”“孔穴”等，是人体脏腑经络之气输注于体表的特殊部位，除“以痛为腧”的阿是穴外，均有名称。归纳起来，腧穴命名的依据及方法大致分为以下几种。

物象类命名

以动物名称来命名，如鱼际、伏兔等；以植物名称来命名，如攒竹、口禾髎等；以建筑物名称来命名，如天井、内关等；以生活用品来命名，如悬钟等。

自然类命名

以日月星辰来命名，如日月、太白等；以山、陵、丘、墟来命名，如承山等；以海、泽、池、泉来命名，如少海、涌泉等。

人体类命名

以人体解剖部位来命名，如腕骨等；以人体生理功能来命名，如承泣、关元等；以治疗作用来命名，如归来、交信、定喘等。

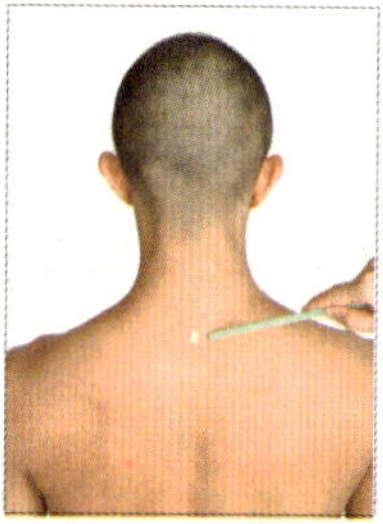

定喘穴即以治疗作用进行命名的穴位

穴位的分类

人体的腧穴很多，大致可分为十四经穴、经外奇穴和阿是穴三类。

十四经穴

凡归属于十二经脉、任脉、督脉的腧穴，称为十四经穴。这些腧穴分布在十四经循行路线上，有固定的名称、固定的位置和归经，不仅具有调理本经病症的作用，而且能反映相关经脉及所属脏腑的病症，是穴位的主要部分。

经外奇穴

凡未归属于十四经脉，具有固定名称、位置和适应证的腧穴，称为经外奇穴，简称奇穴。这类腧穴的适用范围比较单一，多数只对某些病症有特殊功效。

阿是穴

凡既无具体名称、固定位置，又无固定主治，而是以病痛局部或反应点作为腧穴的穴位均称为阿是穴，又称为天应穴、不定穴。“阿是”源于当医生按压这个穴位时，患者发出“啊”声。临床多用于痛证及某些脏腑病症。阿是穴无一定数目。

穴位与脏腑经络的关系

腧穴归于经络，经络属于脏腑，腧穴与脏腑、经络相通。脏腑的生理状况及病理变化可通过经络反映在相应的腧穴上，在体表的腧穴处进行刺激则能够“引气远入”而调理脏腑、经络的病症。

帮你快速找准穴位

手指同身寸法

手指同身寸取穴法又名指寸定位法，是指依据被取穴者本人手指的分寸以量取腧穴的方法。临床上分为以下三种。

中指同身寸法

以被取穴者的中指中节桡侧两端纹头（拇指、中指屈曲成环形）之间的距离作为1寸。这种“同身寸法”与骨度分寸相比偏长，只适用于小腿部和下腹部。

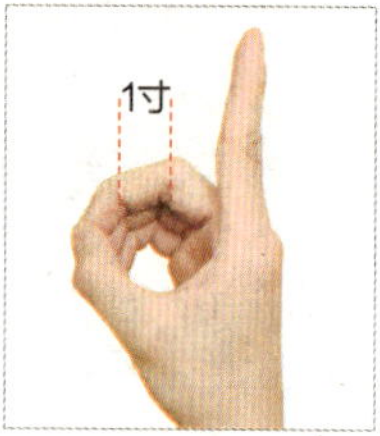

中指同身寸法

拇指同身寸法

被取穴者将大拇指竖起，以拇指的指关节宽度作为1寸。

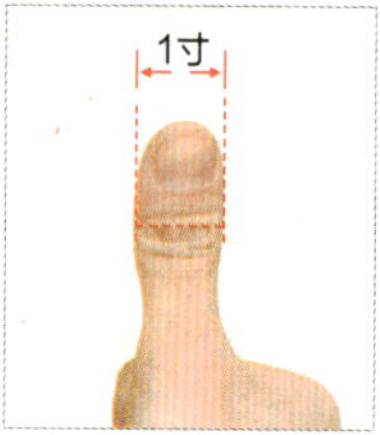

拇指同身寸法

横指同身寸法

◎**四指横寸法**。被取穴者四指并拢，以其中指中节横纹为准，其四指的宽度作为3寸。此法常用于四肢部及腹部取穴。

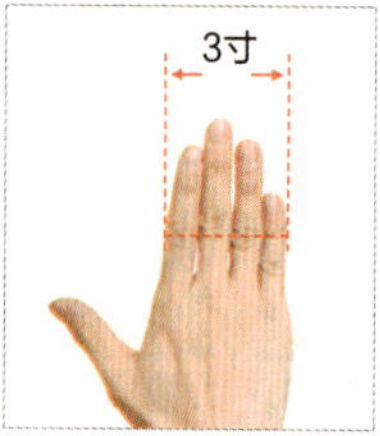

横指同身寸法

◎**三指横寸法**。被取穴者将食指、中指、无名指并拢，以其中指中节横纹为准，其三指的宽度作为2寸。

目横寸法

以被取穴者的目内眦角至外眦角的距离作为1寸。

骨度分寸法

骨度分寸取穴法，古称“骨度法”，是指以体表骨节为主要标志折量全身各部的长度和宽度，并依其

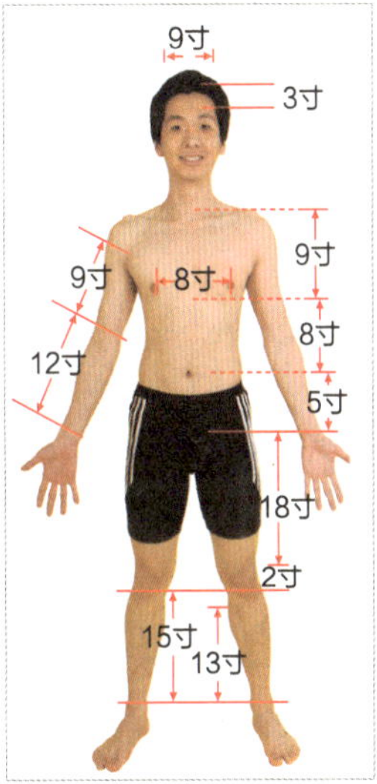

骨度分寸法——正面

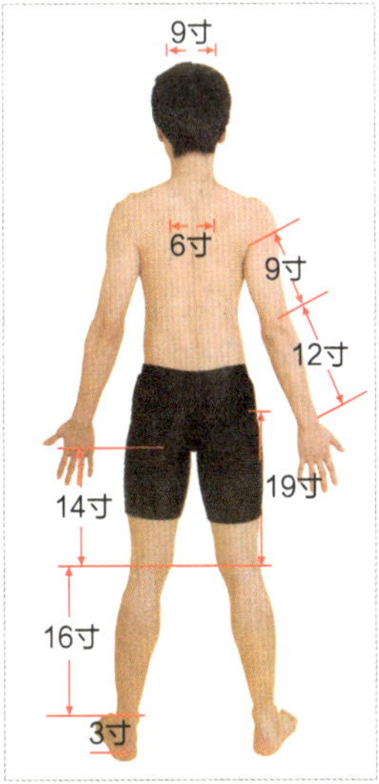

骨度分寸法——背面

比例折算出分寸，作为腧穴定位的方法。一般将设定的两骨节点之间的长度折量为一定的等分，每一等分为1寸，十等分为1尺，以此作为定穴的依据。不论男女、老幼、高矮、胖瘦，均可按此标准测量。

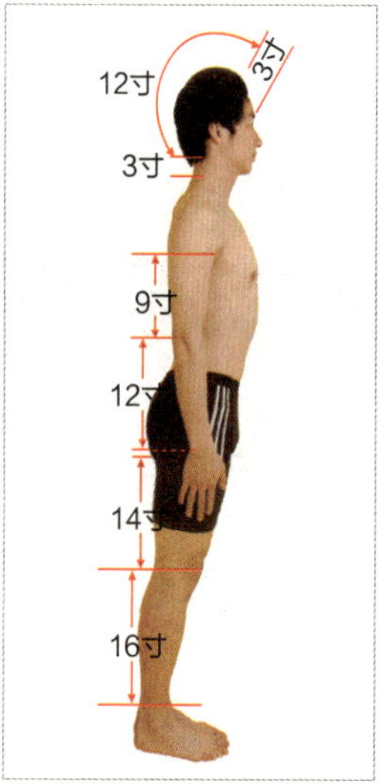

骨度分寸法——侧面

体表标志法

体表标志取穴法是以体表解剖学的各种体表标志为依据来确定腧穴位置的方法。体表解剖标志可分为固定标志和活动标志两种。

◎**固定标志。**固定标志是指人体中由骨节和肌肉所形成的突起或凹陷、五官轮廓、发际、指（趾）甲、乳头、脐窝等。例如，腓骨小头前下凹陷处取阳陵泉；第2骶后孔中取次髎；腓肠肌肌腹下尖角凹陷处取承山；两眉之间取印堂；两乳头连线中点取膻中；脐中央取神阙。

◎**活动标志。**活动标志是指人体各部分的关节、肌肉、肌腱、皮肤随着活动而出现的空隙、凹陷、皱纹、尖端等体表标志。例如，张口取耳门、听宫、听会；闭口取下关；外展拇指，在拇长、短伸肌腱之间取阳溪等。应用体表解剖标志定位法需要首先确定常用的体表定穴标志。如果传统体表标准术语有完全对应的解剖学术语，则直接采用，不再进行定义。

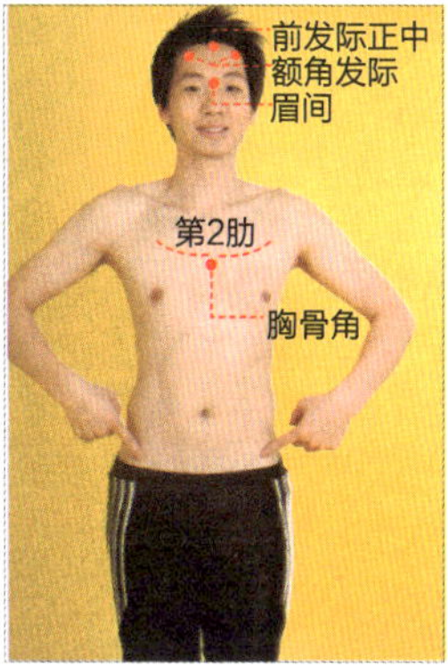

体表标志法——头部和胸胁部

头部

◎**前发际正中**：在头部有发部位的前缘正中处。

◎**后发际正中**：头部有发部位的后缘正中。

◎**额角发际**：前发际额部曲角处。

◎**眉间**：两眉头之间的中点。

◎**耳尖**：当耳向前折时耳的最高点处。

胸胁部

◎**第2肋**：平胸骨角或锁骨下可触及的肋骨即第2肋。

◎**第4肋间**：男子乳头平第4肋间。

颈背腰骶部

◎**第7颈椎棘突**：颈后隆起最高且能随头转动者为第7颈椎棘突。

◎**第2胸椎棘突**：直立，两手下垂时，两肩胛骨上角连线与后正中线的交点。

◎**第3胸椎棘突：**直立，两手下垂时，两肩胛冈内侧端连线与后正中线的交点。

◎**第7胸椎棘突：**直立，两手下垂时，两肩胛骨下角的水平线与后正中线的交点。

◎**第12胸椎棘突：**直立，两手下垂时，平两肩胛骨下角与两髂嵴最高点连线的中点。

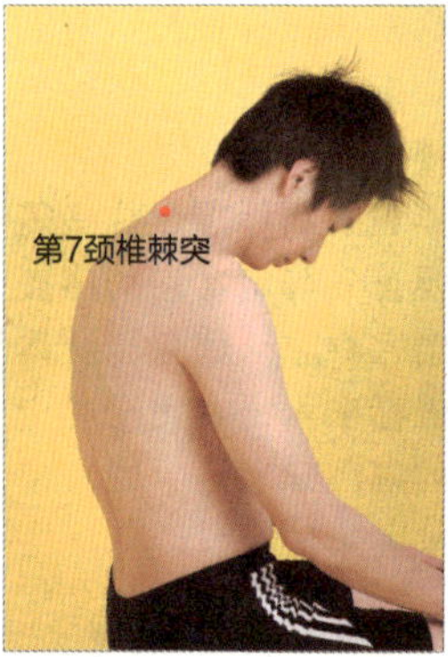

体表标志法——颈背腰骶部

◎**第4腰椎棘突：**两髂嵴最高点连线与后正中线的交点处。

◎**第2骶椎：**在两髂后上棘连线与后正中线的交点处。

◎**骶管裂孔：**取尾骨上方左右的骶角，与两骶角平齐的后正中线上。

上肢部

◎**肘横纹：**屈肘90°时肘窝处横纹或与肱骨内上髁、外上髁连线相平。

◎**赤白肉际：**手掌、手背皮肤移行处；足底、足背皮肤移行处。

下肢部

◎**腘横纹**：腘窝处横纹。

◎**外踝尖**：外踝最凸点。

◎**内踝尖**：内踝最凸点。

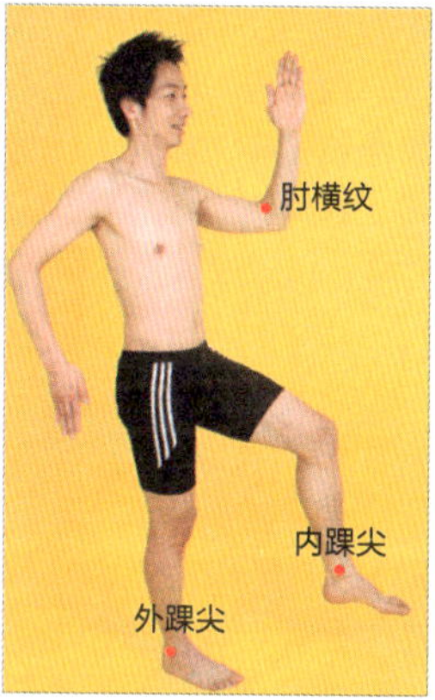

体表标志法——上肢部和下肢部

简便取穴法

简便取穴法是临床上一种简单易行的取穴方法。例如，取血海穴时，被取穴者应正坐屈膝，取穴者面对被取穴者，需要用手掌按在被取穴者的膝盖上，拇指指尖的地方即为本穴；取风市穴时，被取穴者应直立，两手下垂时，

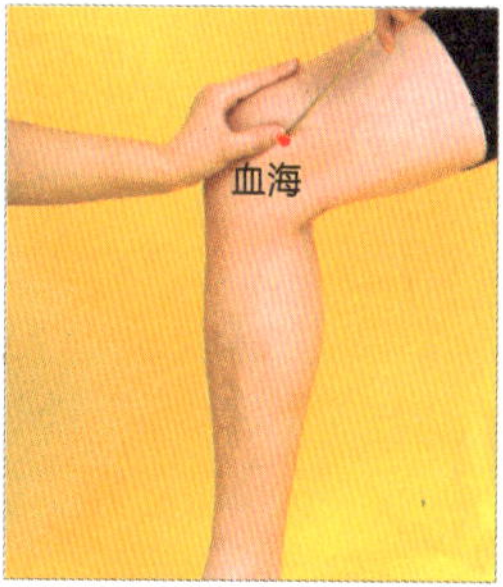

血海穴简便取穴

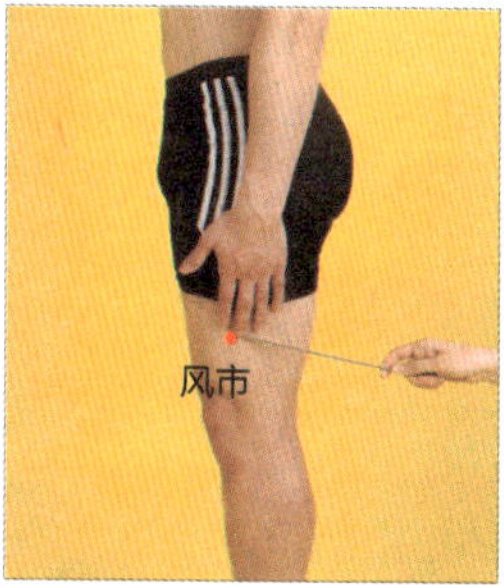

风市穴简便取穴

中指指尖的地方即为本穴；取天府穴时，被取穴者应该正坐，前臂向前伸展，鼻尖正对的地方即为本穴。

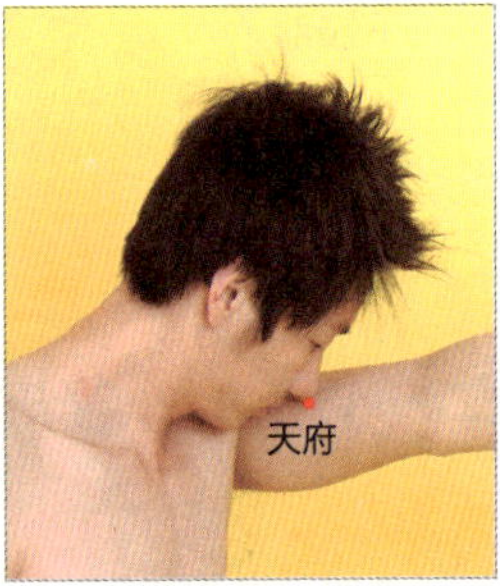

天府穴简便取穴

取穴时注意事项

注意利用取穴参照

全身的经脉中，督脉和任脉位于正中线，穴位较易确定，因此任、督脉的穴位常可作为两旁经穴定位的参考依据。而头部和肩部的腧穴比较复杂，取穴时须仔细分辨。取肢体外侧面的穴位时，主要观察筋骨的凹陷等骨性标志；而取肢体内侧面的穴位时，除注意体表标志外，还应注意动脉的搏动等。

采取适当的姿势取穴

某些穴位应采取坐姿取穴，而某些穴位则应以卧姿取穴为宜；有些穴位应伸直肢体取之，而有些穴位则应屈曲肢体取之。

古方疗法

常用的定穴方位

尺侧与桡侧。在描述前臂时，近拇指侧为桡侧，近小指侧为尺侧。

了解按摩手法

按法

按法是指用手指指腹或手掌掌面或肘关节着力于治疗部位或穴位上，逐渐用力下按，按而留之（不捻动）的方法。

种类划分

◎**指腹按**。用手指指腹下按，如果施力不足，可用双手拇指重叠下按。

◎**屈指按**。用屈曲的指间关节突起部位稍用力按下。

◎**屈肘按**。施术者屈臂，用肘关节鹰嘴突起下按。

◎**双掌重叠按**。施术者将右手手掌放于左手手背上，双手重叠下按。

动作要领

垂直下按，固定不动，用力由轻渐重，稳而持续，

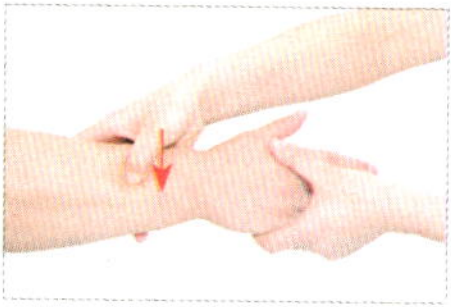

指腹按

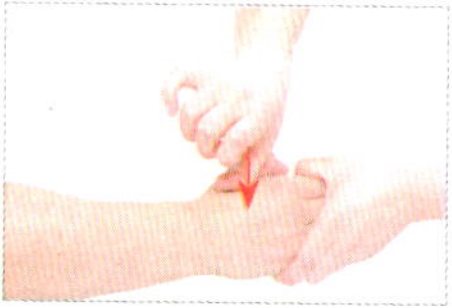

屈指按

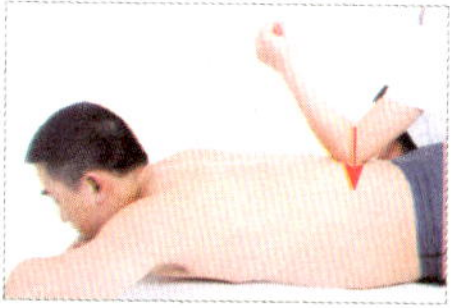

屈肘按

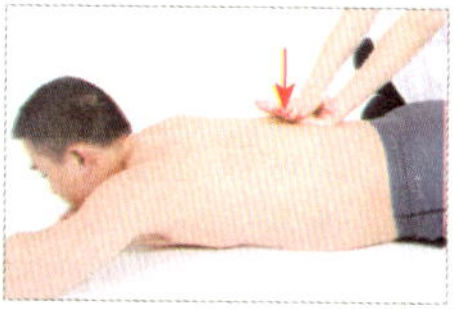

双掌重叠按

忌用暴力。

功效及适应证

按法具有疏松肌筋、消除肌肉紧张、温中散寒、调和气血、抑制神经功能亢进、缓解神经性疼痛等功效。主要用于腰背疼痛、头痛、下肢痛、脘腹疼痛等症。

揉法

揉法指用手指指腹、手掌鱼际部或手掌掌面吸附于身体体表部位或穴位上，轻柔缓和地回旋揉动的方法。

种类划分

◎**指揉法**。指腹或指端轻按在某一穴位或部位上，轻柔地小幅度回旋揉动。

◎**鱼际揉法**。用手掌的鱼际部位吸附于一定的部位或穴位上，进行轻柔的回旋揉动。

◎**掌揉法**。用掌根部着力，手腕放松，以腕关节连同前臂做小幅度回旋揉动。

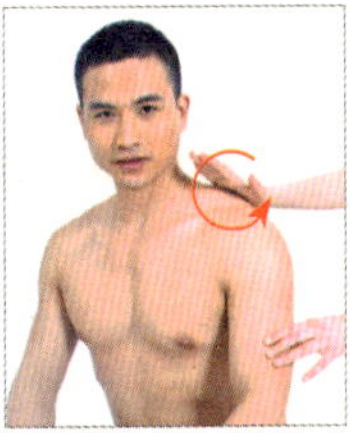

鱼际揉法

动作要领

轻按于施治部位上，带动该处皮下组织一起揉动。

功效及适应证

揉法具有宽胸理气、消积导滞、活血化瘀、疏通经络、消肿

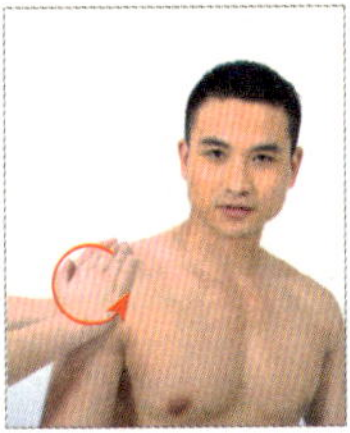

掌揉法

止痛、缓解疲劳等功效。主要用于脘腹胀痛、胸闷、便秘、腹泻、头痛、眩晕、面瘫、四肢软组织损伤等症，也可用于头面及腹部的保健和减肥。

拿法

拿法指用拇指和食指、中指或用拇指和其余四指对合呈钳状，施以夹力，以掌指关节的屈伸运动所产生的力提捏施治部位的方法。

种类划分

◎**三指拿法。**用拇指和食指、中指相对用力，提捏相关部位。

◎**五指拿法。**用拇指和其余四指相对用力，提捏相关部位。

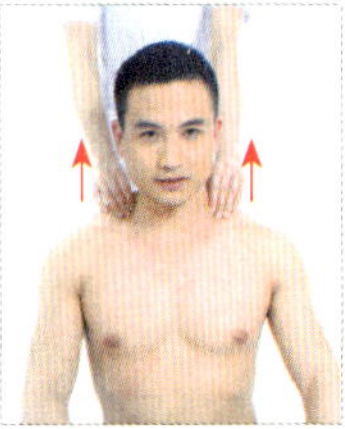

三指拿法

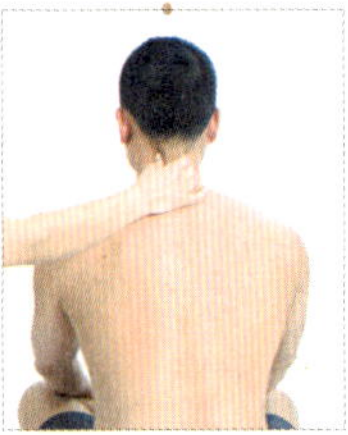

五指拿法

动作要领

手腕放松，灵活用力，动作缓和而连贯，速度保持匀速。

功效及适应证

拿法具有祛风散寒、舒筋通络、开窍止痛、缓解疲劳等功效。主要用于颈项、肩部、四肢等部位的酸痛、麻木症状。

捏法

捏法指用两根或两根以上手指拿捏住身体某一部位的皮肤

后，手指共同用力的方法。

种类划分

◎**三指捏法**。两手腕关节略背伸，拇指横抵于皮肤，食指、中指两指置于拇指前方的皮肤处，三指捏拿肌肤，两手边捏边交替前进。

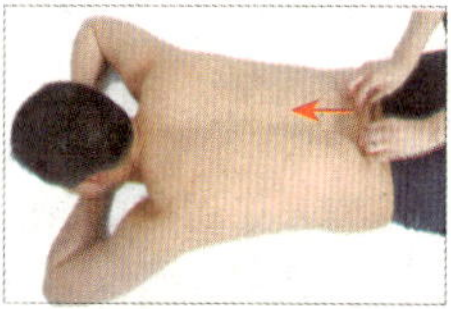

三指捏法

◎**二指捏法**。两手腕关节略尺偏，食指中节桡侧横抵于皮肤，拇指置于食指前方的皮肤处，以拇指、食指拿捏皮肤。

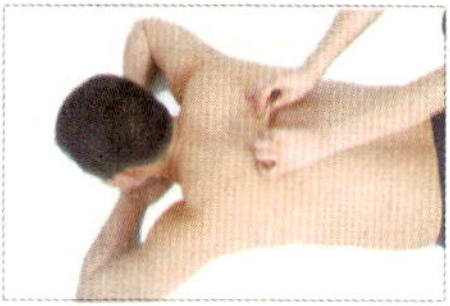

二指捏法

动作要领

拇指在下，食指、中指在上，相对用力提捏皮肤，用力适中、均匀。

功效及适应证

捏法具有疏通气血、通达经络、祛除邪气等功效。主要用于改善疲劳性四肢酸痛，尤其是颈椎病。

搓法

搓法指用手在一定部位上相对用力做快速搓揉动作，同时做上下往返移动，其作用力可达肌肉、肌腱、筋膜、骨骼、关节囊、韧带等处。适用于四肢及胁肋部。

种类划分

◎**掌搓法**。用双手的掌面挟住一定部位，做搓揉动作。

◎**侧掌搓法**。用双手的掌侧挟住一定部位，做搓揉动作。

动作要领

双手用力要对称，搓动要快，移动要慢。

功效及适应证

搓法具有调和气血、舒通经络、通利关节、放松肌肉、消除疲劳等功效。主要用于缓解肢体酸痛，尤其适用于改善关节活动不利及胁肋部疼痛等。

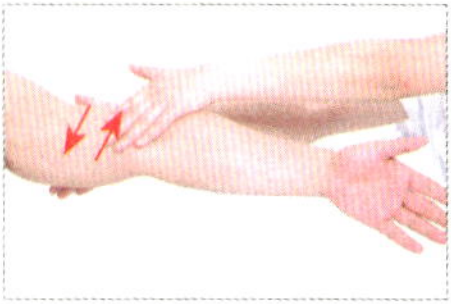

掌搓法

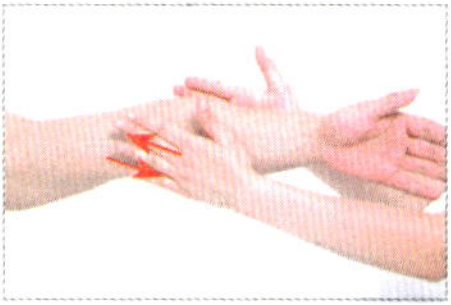

侧掌搓法

点法

用屈曲的指间关节突起部分为着力点，按压于某一穴位点上的方法，就可称为点法。

种类划分

◎**拇指端点法**。手握空拳或手掌稍微屈伸，拇指伸直，以拇指端为着力点压于

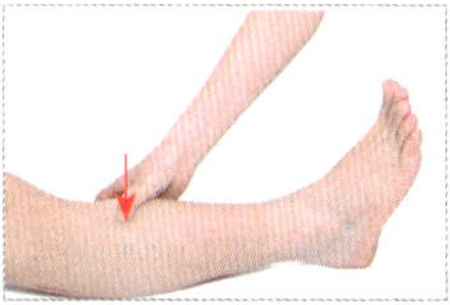

拇指端点法

相关部位。

◎**屈拇指点法。**以手握拳，拇指屈曲抵住食指中节桡侧面，以拇指指间关节桡侧为着力点压于相关部位。

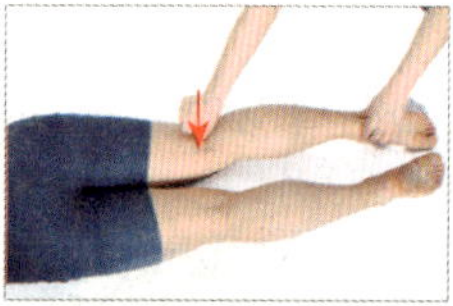

屈拇指点法

◎**屈食指点法。**以手握拳并突出食指，用食指近节指间关节为着力点压于相关部位。

动作要领

点按胸部时要配合呼吸，在患者呼气时点按。点按腰部肾俞穴时，方向由内略向上斜；点按委中穴时，患者双膝跪于床上，施术者用拇指端点法，用力向上时，放射感向上传，用力向下时，反射感传到足跟。

功效及适应证

点法具有开通闭塞、活血止痛、调整脏腑功能等功效。主要用于缓解各种痛证。

掐法

掐法指用拇指、中指或食指在身体某个部位或穴位上，做深入并持续地掐压的方法。

种类划分

◎**双手掐法。**两手的拇指、食指相对用力，挤压人体的一定部位或穴位。

◎**单手掐法。**单手拇指指端掐按人体的穴位。

动作要领

用指甲垂直按压穴位，用力较重而刺激面积较小，不宜用力地抠，以免损伤了皮肤。

功效及适应证

掐法具有疏通经脉、消肿散瘀、镇惊安神、开窍等功效。主要用于头晕头痛、中暑、晕厥、癫痫、小儿惊风等病症。

弹法

弹法指用单手拇指或中指扣住食指，然后用食指做拨动滑脱动作，使食指指背弹打在某一部位上的方法。本手法适用于四肢关节部位，可在关节周围进行操作。

种类划分

◎**压弹法**。按压脊柱后用寸劲弹起。

◎**间歇弹压法**。用掌一弹一松按压患者的脊柱。

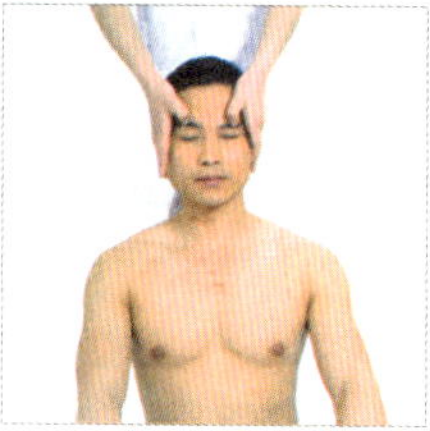

双手掐法

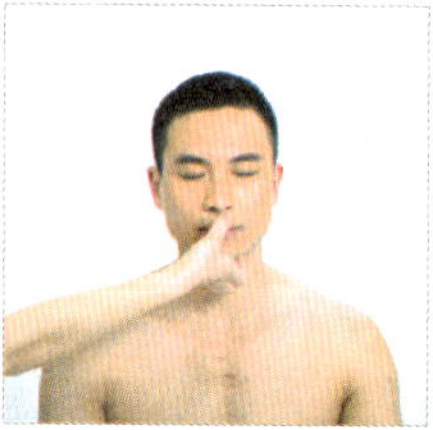

单手掐法

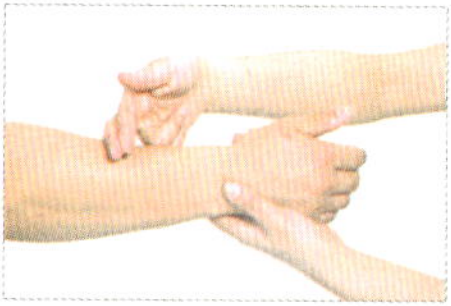

弹法1

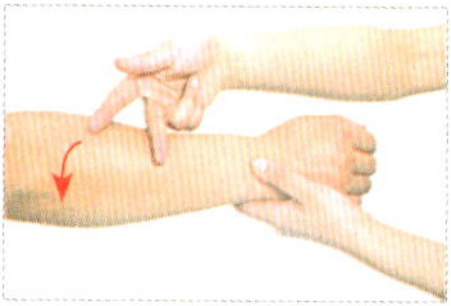

弹法2

动作要领

弹打的强度需由轻渐重，着力也要有弹性。

功效及适应证

弹出具有通利关节、放松肌肉、祛风散寒、消除疲劳等功效。主要用于项强、头痛等症。

拨法

将手指端嵌入软组织缝隙中，然后做横向的拨动，称为拨法。

种类划分

◎**拇指拨法**。以拇指指纹面按于施治部位，以上肢带动拇指，垂直于肌腱、肌腹、条索间，往返用力推动。

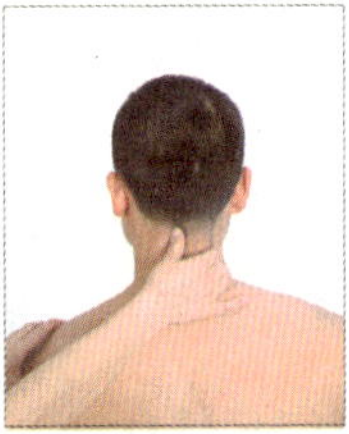

拇指拨法

◎**掌指拨法**。将双手拇指重叠进行操作。以一手拇指指腹置于施治部位；另一手手掌置于该拇指之上，以掌发力，以拇指着力，垂直于肌腱、肌腹、条索间，往返推动。

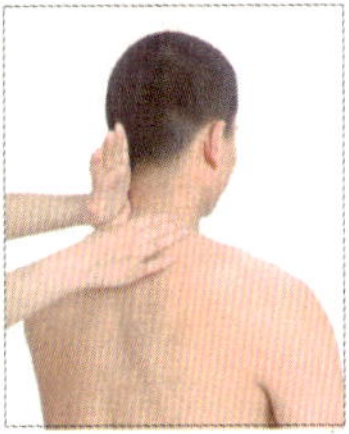

掌指拨法

◎**肘拨法**。以尺骨鹰嘴着力于施治部位，垂直于肌腹往返用力推动。

动作要领

垂直用力，拨动的方向可根

据病变部位走向而定。

功效及适应证

拨法具有缓解肌肉痉挛、松解组织粘连、舒筋通络、滑利关节、消肿止痛等功效。主要用于肩周炎、颈椎病，可有效缓解落枕、腰肌劳损、四肢酸痛无力等症状。

叩法

叩法指以施术者指尖、大小鱼际、掌根相互配合，于施术部位进行有节律敲打的方法。

种类划分

◎**指尖击法**。五指微屈，用五指指端敲打穴位，适用于头面、胸腹部。

◎**掌击法**。手指自然松开，手腕伸直，用掌根叩击体表，适用于头顶、腰臀及四肢部。

◎**拳击法**。适用于腰背部。

◎**小鱼际击法**。适用于腰背部以及四肢部等。

◎**棒击法**。适用于头

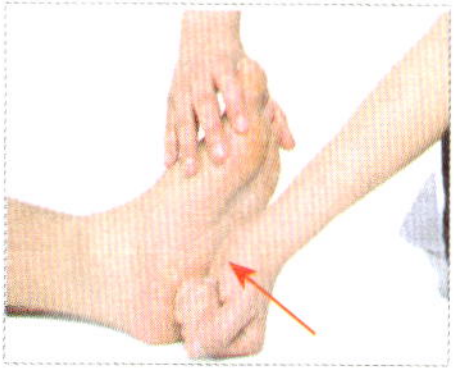

拳击法

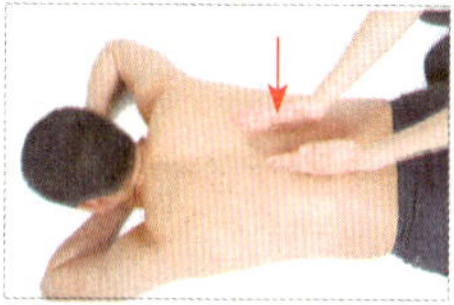

小鱼际击法1

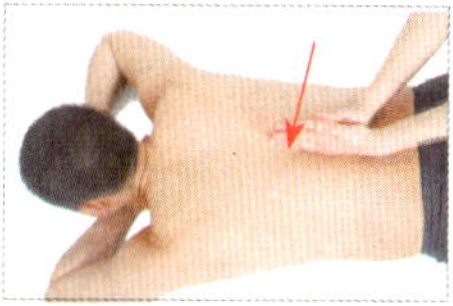

小鱼际击法2

顶、腰背部及四肢。

动作要领

施术者腕关节放松，用力要快速而短暂，垂直叩打体表，速度要均匀且有节律。

功效及适应证

叩法具有舒筋通络、调和气血、缓解疲劳等功效。主要用于失眠、慢性疲劳综合征、关节炎等疾病。

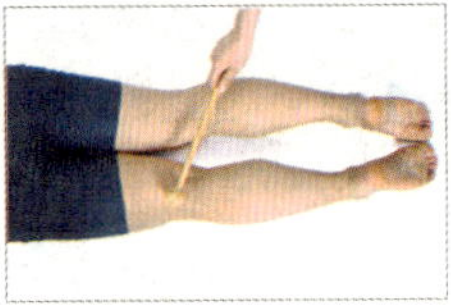

棒击法

啄法

啄法是指手指自然屈曲呈爪状或聚拢呈梅花状，用腕部上下屈伸摆动带动手指垂直于按摩部位着力，似鸡啄米状的手法。

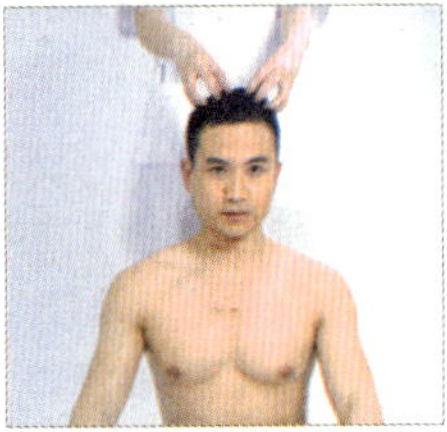

双手啄法

种类划分

◎**双手啄法。**

◎**单手啄法。**

动作要领

腕部放松，以腕施力，力度均匀和缓，手指垂直于体表。

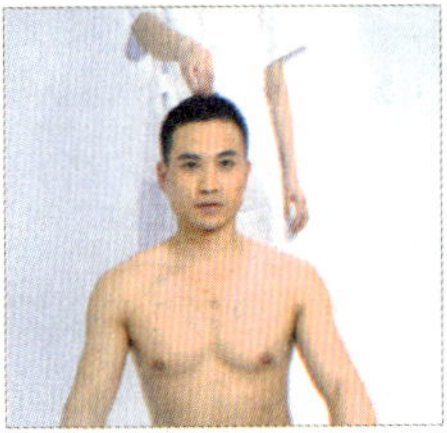

单手啄法

功效及适应证

啄法具有安神醒脑、疏通气血、活血化瘀、开胸顺气、解痉止痛等功效。主要用于头痛、失眠等症。

拍捶法

五指并拢，掌指关节微屈，用手拍打身体某一部位的方法，称为拍法；用空心拳或拳侧面捶击身体某部位的方法，称为捶法。

种类划分

◎**拍法**。分为指拍、指背拍和掌拍。

◎**捶法**。分为握拳捶和侧拳捶。

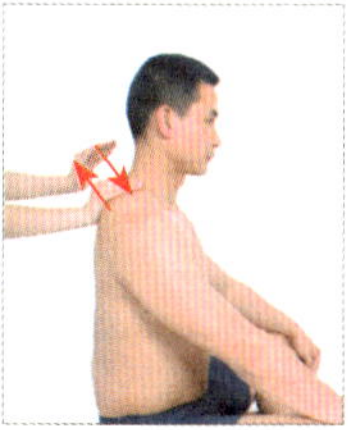

拍法

动作要领

施术者腕关节一定要放松，以腕发力，用力由轻而重，由慢而快，或一阵快、一阵慢交替操作，并且动作要协调、灵活，着力要有弹性。

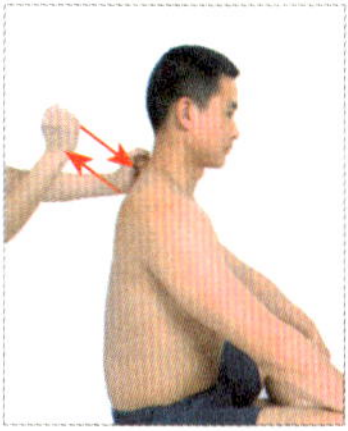

捶法

功效及适应证

拍捶法具有行气活血、疏通气血、放松肌肉、祛风散寒、消除肌肉疲劳、缓解局部酸胀等功效。主要用于慢性风湿性关节炎、腰肌劳损等症。

擦法

擦法是指用指腹或掌指面紧贴患者的皮肤，做直线往返摩擦的方法。

种类划分

◎**手指擦法**。用拇指、食指、无名指和小指的指腹来回摩擦肌肤。

◎**鱼际擦法**。用手掌的小鱼际或大鱼际来回摩擦肌肤。

◎**掌擦法**。用手掌来回摩擦肌肤。

动作要领

上肢放松，腕关节自然伸直，用全掌、大鱼际或小鱼际为着力点，以上臂带动手做上下或左右的直线往返摩擦，作用力浅，仅作用于皮肤表层及皮下。

功效及适应证

擦法具有祛除寒邪、益气养血、活血通络、加快血液循环、消肿止痛、祛风除湿、温经散寒等功效。主要用于调理呼吸系统、消化系统及运动系统疾

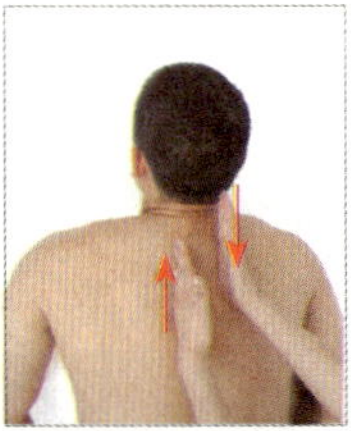

小鱼际擦法1

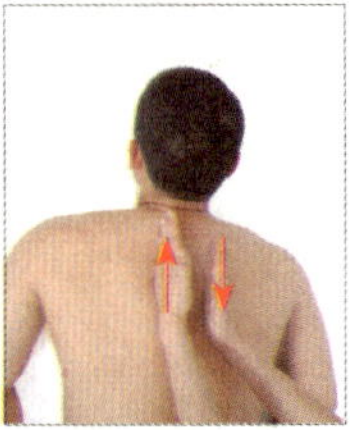

小鱼际擦法2

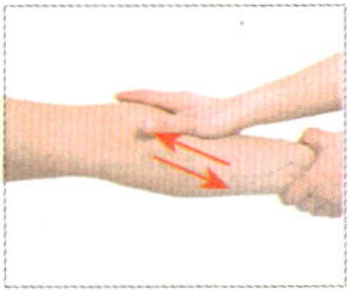

大鱼际擦法

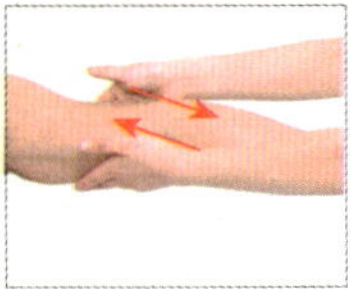

掌擦法

病，如咳嗽、支气管炎、支气管哮喘、胃炎、消化不良等。

摩法

用手掌掌面或手指指面轻放于体表治疗部位，以一点为中心，做环形、有节律地摩动的方法称为摩法。

种类划分

◎**掌摩法。**

◎**指摩法。**

动作要领

以腕关节连同前臂做轻缓而有节律的盘旋摩擦，直至患者肌肤产生温热感为宜。

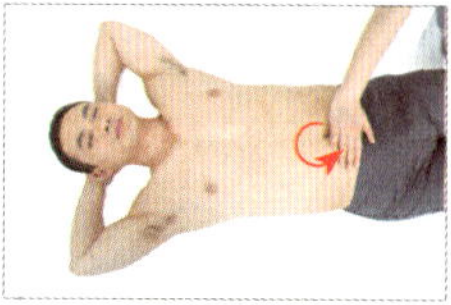

顺时针掌摩法

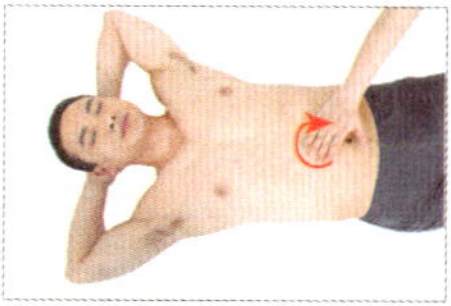

顺时针指摩法

功效及适应证

摩法具有祛除寒邪、理气和中、健脾和胃、疏通经络、活血止痛、散瘀消积等功效。主要用于胃脘痛、胸胁胀满、腹泻、便秘、咳嗽、月经不调、阳痿、遗精等症。

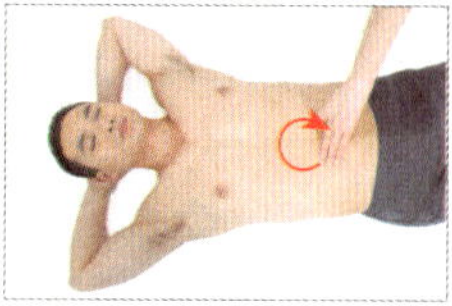

逆时针指摩法

推法

推法指用手指指腹、手掌或拳面着力于人体部位或穴位，用力向一定方向推动的方法。

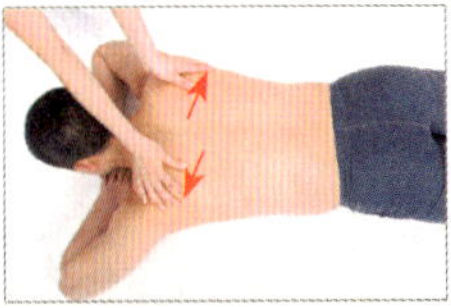
分推法1

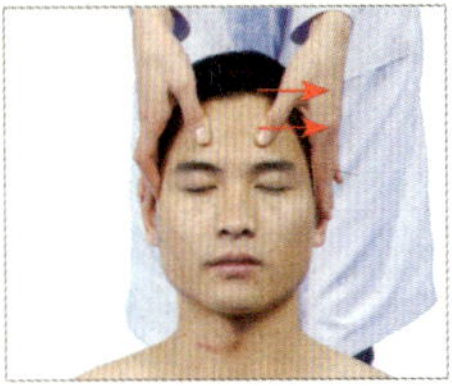
分推法2

种类划分

◎**分推法**。

◎**直推法**。

◎**旋推法**。

◎**一指禅推法**。

◎**平推法**。平推法分为拇指平推法、掌平推法和肘平推法。用拇指指腹着力，按经络循行或肌纤维平行方向推进称为拇指平推法；屈肘后用肘关节鹰嘴突着力向一定方向推进称为肘平推法。

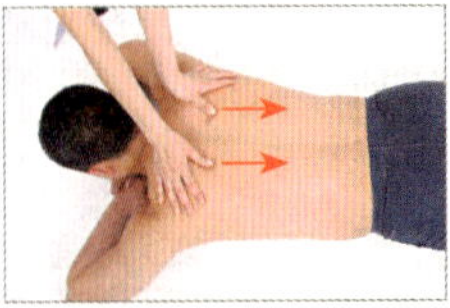
拇指平推法

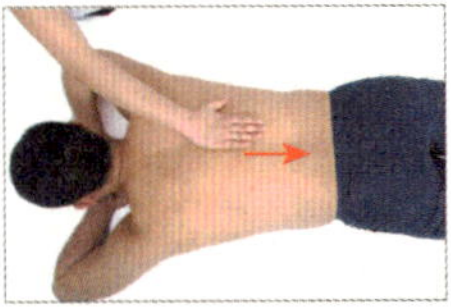
掌平推法

动作要领

循着与肌肤平行的方向，运用适当的压力，进行单方向的直线移动。

功效及适应证

推法具有疏通经络、行气消瘀、放松皮肤、调节神经等功效。主要用于高血压、头痛、头晕、失眠、腰腿痛、腹胀、便秘等症。

理法

理法指用双手拇指或单手拇指、中指、食指沿经络循行部位，或指（趾）腱等部位施以夹持捋理的方法。

种类划分

◎**理指（趾）法**。施术者将食指、中指屈曲如钩状，双手夹住患者一指（趾），从指（趾）根部向指（趾）尖方向捋顺。

◎**理肢法**。施术者一手握住被施术者手部或足部，一手沿臂或腿内侧，从根部向远端捋理滑动。换手再沿臂或腿外侧，从根部向远端捋理滑动。根据情况也可双手相对同时操作。

动作要领

施术者动作要敏捷灵活，均匀对称用力，速度

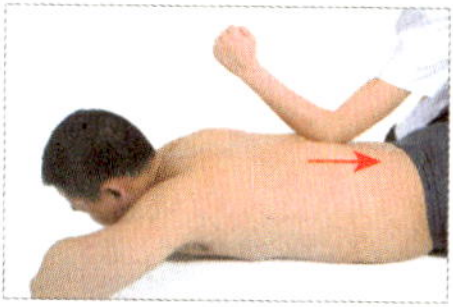

肘平推法

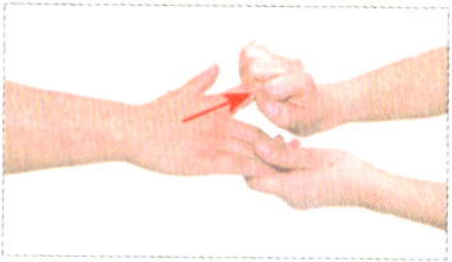

理指法1

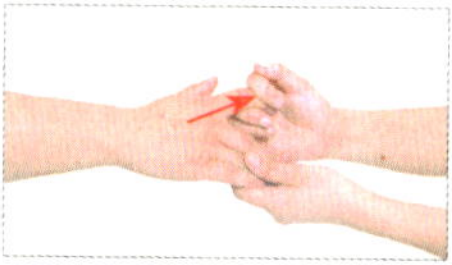

理指法2

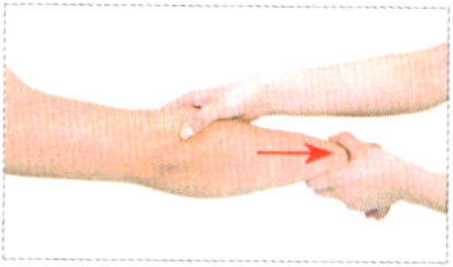

理肢法1

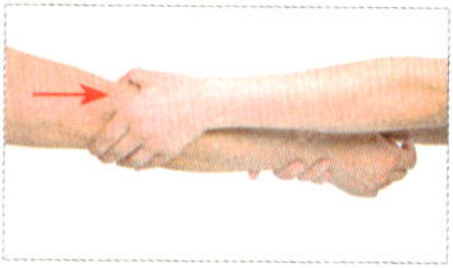

理肢法2

宜快。

功效及适应证

理法具有疏风散寒、通络止痛、行气活血、理顺经脉等功效。主要用于肩周炎、颈椎病、软组织损伤、关节脱位等病症。

振法

振法指用单手指腹或手掌掌面紧贴身体某一部位或穴位上，做持续震颤动作，也可双手重叠同时进行。

种类划分

◎**指振法**。将指腹贴于穴位，做持续快速的上下颤动。

◎**掌振法**。将手掌放于腹部或腰部，做持续快速的上下颤动。

◎**电振法**。用电振器按摩。

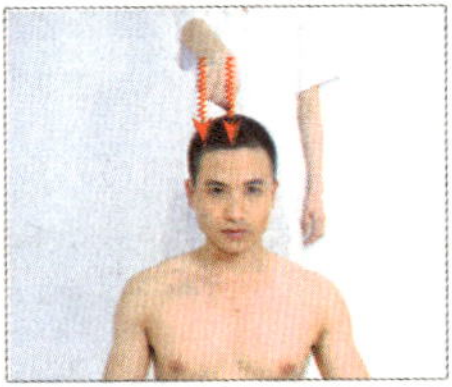

指振法

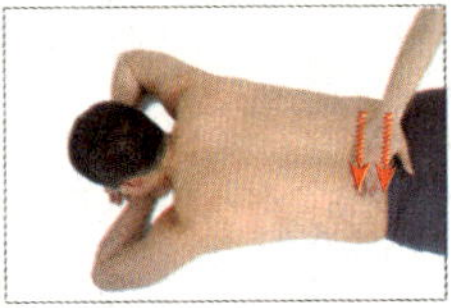

掌振法

动作要领

主要依靠前臂和手部的肌肉持续用力，使力量集中于指腹或手掌，形成振动力，使按摩部位随之发生震颤，在操作时施术者的手始终不能离开作用部位。

功效及适应证

振法具有通行腹气、调理胃肠功能、调节神经、解痉止痛、放松肌肉、缓解疲劳等功效。主要用于头痛、失眠、胃脘痛、咳嗽、气喘、四肢冰冷、腰痛、痛经、月经不调等病症。

抖法

用单手或双手握住肢体远端，如腕、踝等，做连续上下、左右的小幅度摆动的方法，称为抖法。

种类划分

◎手腕抖法。

◎上肢抖法。

◎下肢抖法。

◎腰部抖法。

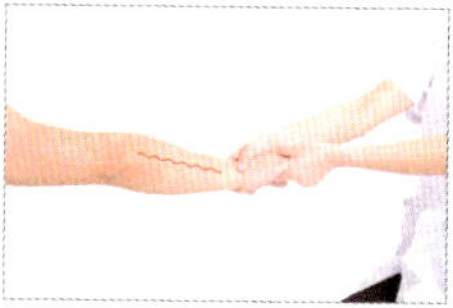

上肢抖法

动作要领

操作时握住患者肢体的远端，在牵拉的同时用柔劲做上下或左右的抖动，使肢体随着抖动的力量做波浪样的起伏。

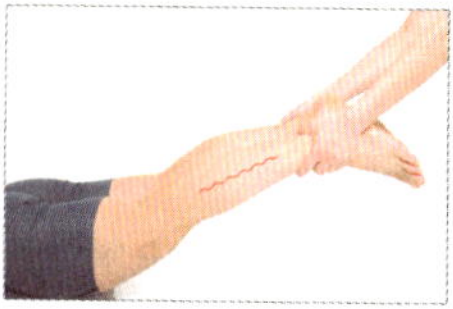

下肢抖法

功效及适应证

抖法具有舒展筋骨、滑利关节、消除疲劳、增强人体功能的功效。主要用于肩臂疼痛、腰腿疼痛等症。

擦法

擦法指掌指关节略为屈曲，用手掌的背面小指尺侧部紧贴于皮肤体表处用力，连续摆动腕掌部，进行前臂旋转和腕关节屈伸地协调运动，是在身体上滚动的一种手法。

种类划分

◎**侧擦法**。用小指的背侧面着力于一定部位，以小指掌指关节背侧为支点，肘关节微屈并放松，靠前臂的旋转及腕关节的屈伸，使产生的力持续地作用在相关部位上。

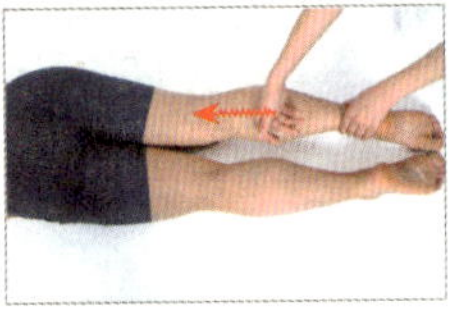

侧擦法

◎**拳擦法**。用小指、无名指、中指的背侧及其掌指关节着力于一定部位，以小指掌指关节背侧为支点，肘关节伸直，靠前臂的旋转及腕关节的屈伸，使产生的力持续地作用在相关部位上。

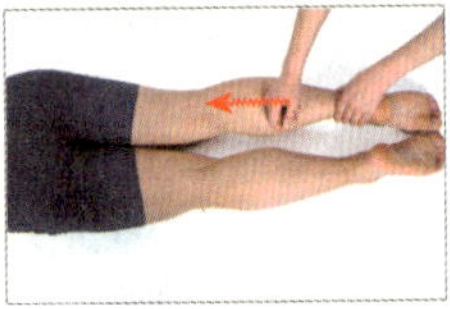

拳擦法

动作要领

为了使擦法的动力集中在手指，在滚动前将手腕稍屈，各指略微伸开，手背平贴推拿部位以助发力。

功效及适应证

擦法具有疏通气血、祛除寒邪、通达经脉等功效。主要用于颈椎病、肩周炎、腰椎间盘突出、半身不遂、高血压、糖尿病、痛经、月经不调等症。

摇法

摇法是以关节为轴心，摇动肢体并使之做顺势回旋运动的方法，双轴和多轴关节都可进行，如腕关节摇动、肩关节摇动等。

种类划分

◎**颈部摇法**。被施术者取坐位，颈部放松，施术者站在侧后方，一手扶住被施术者后枕部，另一手托住其下颌，做缓慢的环旋摇动。

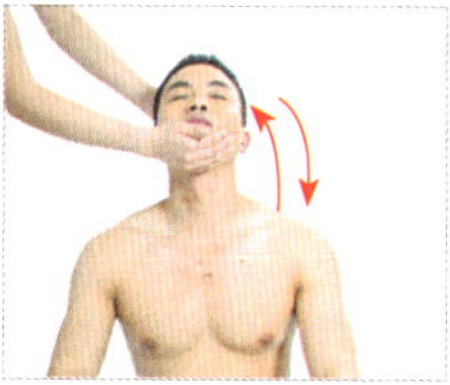

颈部摇法1

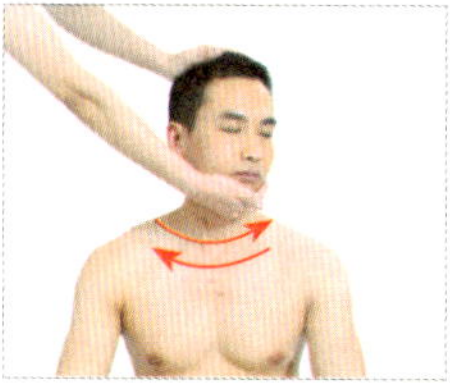

颈部摇法2

◎**腰部摇法**。让被施术者站立，弯腰扶住床边，施术者站在其侧后方，一手扶住其腹部，另一只手扶住其腰部，两手相对用力，环旋摇动腰部。

◎**肩部摇法**。以右肩为例，施术者站在被施术者右后方，左手扶按被施术者的右肩，右手握住其右腕部，环旋摇动肩关节，也可用右手托住其右肘，环旋摇动其肩关节。

◎**膝部摇法**。被施术者仰卧，施术者站在其身侧，一手扶膝，一手托踝，环旋摇动膝关节；也可俯卧，施术者一手扶大腿下段的后侧，另一手扶足跟部，环旋摇动膝关节。

◎**踝部摇法**。被施术者仰卧，施术者一手托其足跟，另一手握其前足，环旋摇动踝关节。

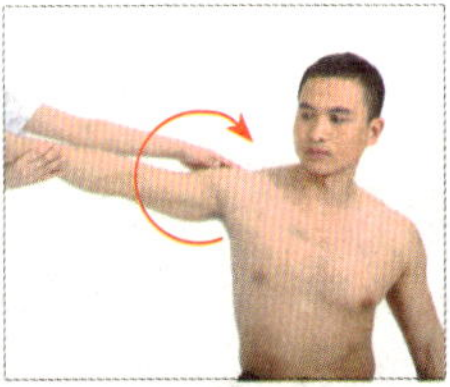

肩部摇法1

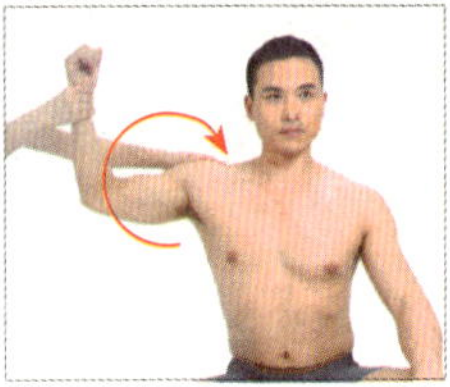

肩部摇法2

动作要领

摇转幅度依关节病情而定，因势利导，除摇动关节外，身体其他部位不应出现晃动。

功效及适应证

摇法具有松解粘连，滑利关节，增加肢体活动能力等功效。主要用于各种软组织损伤性疾病及运动功能障碍等症。

古方疗法

常见致命穴

百会、印堂、睛明、太阳、人中、耳门等。

按摩的适应证和禁忌证

按摩的适应证

◎**内科常见病。**如感冒、哮喘、失眠、偏头痛、低血压、高血压、冠心病、胃及十二指肠溃疡、消化不良、胃溃疡、呕吐、腹痛、便秘、脑卒中等。

◎**外科常见病。**如扭伤、关节脱位、腰肌劳损、三叉神经痛、肋间神经痛、坐骨神经痛、腰背神经痛等。

◎**妇科和男科常见病。**如痛经、闭经、月经不调、更年期综合征、遗精、疝气、阳痿、性冷淡、早泄等。

◎**儿科、五官科等常见病。**如小儿遗尿、小儿夜啼、小儿近视、青光眼、白内障、扁桃体炎等。

◎**紧急抢救。**如中暑、心绞痛、鼻出血、小腿抽筋等症者。

◎**其他。**如中老年保健、美容、减肥、运动损伤等其他方面。

按摩的禁忌证

◎年老体弱及因长期患病导致身体极度虚弱的危重症患者。

◎皮肤损伤及皮肤病患者，如湿疹、丹毒、脓肿、烫伤以及一些开放性伤口，不可进行按摩。

◎急性软组织损伤导致的局部组织肿胀，不可进行按摩。

◎血压过高，心、肝、肺、肾功能不全严重者不可进行按摩。

◎被诊断患有不明原因的急性脊柱损伤伴脊髓异常症状的患者不可以进行按摩。

◎患有肝炎、结核病等传染性疾病者不可进行按摩。

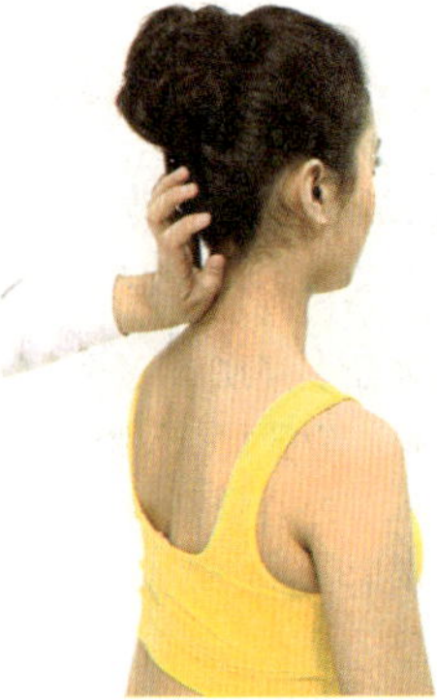

了解按摩的适应证和禁忌证可以确定自己的身体是否适合按摩

◎患有白血病等容易引起出血的疾病者不可进行按摩。

◎急性阑尾炎、胃穿孔等急腹症患者不可进行按摩。

◎各种骨折和关节脱位者不可按摩。

◎脊髓型颈椎病患者绝对禁止按摩。

◎患有中央型腰椎间盘突出症者一定不能进行按摩。

◎极度疲劳和酒醉状态下不宜进行按摩。

◎女性经期及妊娠期间不宜对腹部、腰骶部和髋部进行按摩，也不能按摩肩井、合谷、三阴交和昆仑等穴。

第二章 单穴妙用有特效

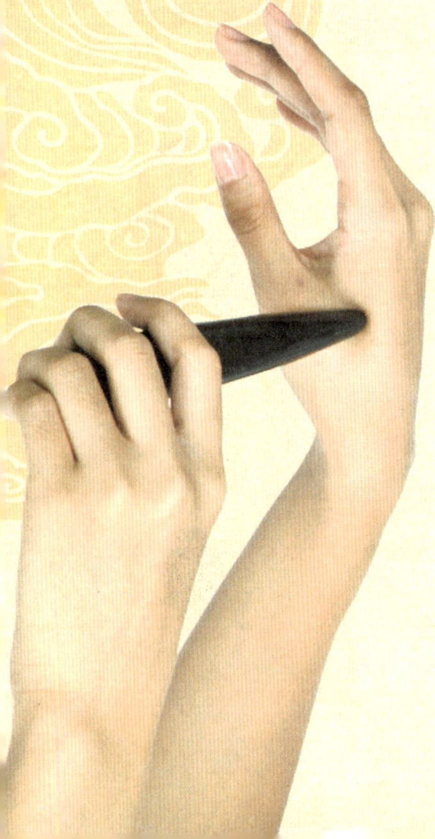

快速止痛十大急救穴

百会

缓解头痛

国际编号	GV20
常用程度	★★★★
归属经络	督脉

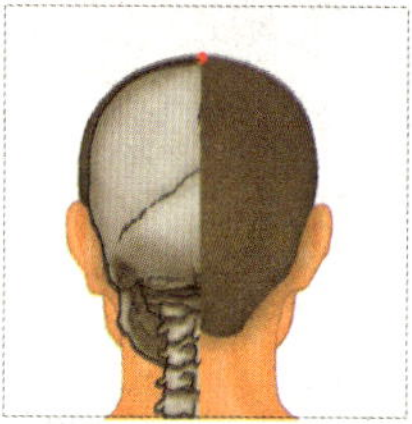

标准定位

在头部，前发际正中直上5寸。

生理解剖

在帽状腱膜中；有左右颞浅动、静脉及左右枕动、静脉吻合网；布有枕大神经及额神经分支。

特殊功效

升阳固脱，醒脑开窍。适用于头痛、健忘、癫狂、目眩、耳鸣、胃下垂、子宫脱垂等病症。

取穴技巧

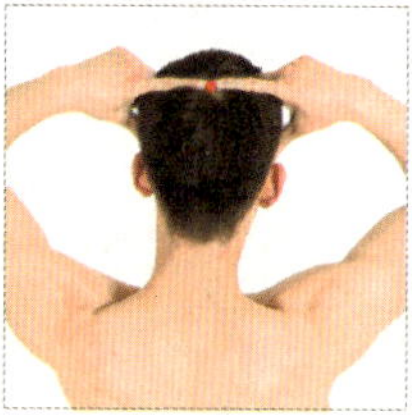

◎取正坐位或仰卧位，在头部，位于两耳尖连线中点，按压有凹陷处。

◎在头部，从前发际向后推至一凹陷处。

经穴用法

按摩法：点按法、擦法。

人中

缓解心腹绞痛

国际编号	GV26
常用程度	★★
归属经络	督脉

标准定位

在面部，人中沟的上1/3与中1/3交界处，即水沟穴。

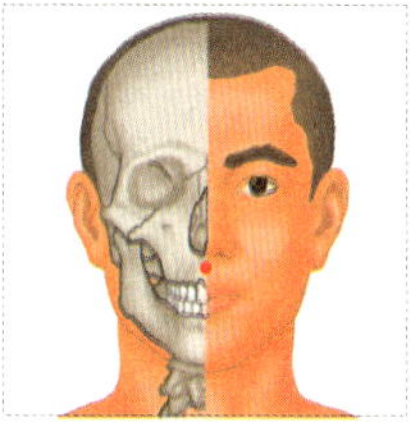

生理解剖

在口轮匝肌中；有上唇动、静脉；布有眶下神经支及面神经颊支。

特殊功效

苏厥止痛，醒脑开窍。适用于鼻塞、鼻衄、面肿、脑卒中、口歪、晕厥、昏迷、休克、中暑、晕车、癔症、心腹绞痛、黄疸、消渴病等病症。

取穴技巧

可采用正坐或仰靠、仰卧姿势，穴在面部，人中沟中的上1/3与中1/3交界处，按压有强烈的压痛感。

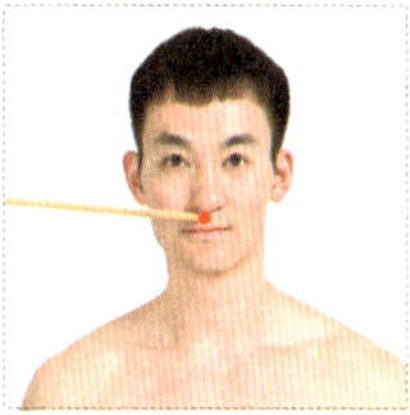

经穴用法

按摩法： 用点按法刺激本穴。

十宣

缓解咽喉肿痛

国际编号	EX-UE11
常用程度	★★
归属经络	经外奇穴

标准定位

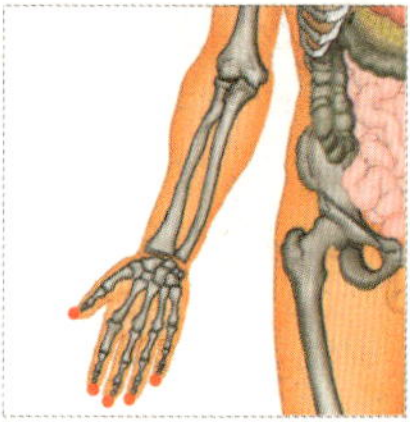

在手指，十指尖端，距离指甲游离缘0.1寸处，左右共10穴。

生理解剖

穴下有皮肤和皮下组织；分别分布有正中神经和尺神经。

特殊功效

泄热止痉，醒脑开窍。适用于高热、昏迷、晕厥、中暑、癫痫、小儿惊风、咽喉肿痛、指端麻木或疼痛等病症。

取穴技巧

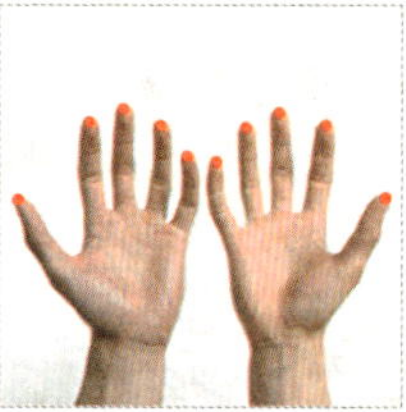

仰掌，十指微屈，在十指尖端，距指甲游离缘0.1寸处。

经穴用法

◎**按摩法**：用拇指和食指夹按数次，按压有强烈的压痛感。

◎**灸法**：艾炷灸3～7壮，艾条灸5～15分钟。

合谷

缓解牙痛

国际编号	LI4
常用程度	★★★★
归属经络	手阳明大肠经

标准定位

在手背，于第1、2掌骨间，当第2掌骨桡侧的中点处。

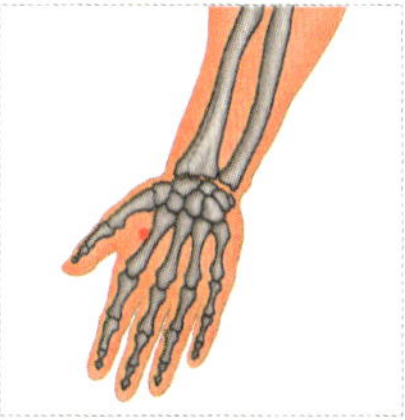

生理解剖

在第1、2掌骨之间，第1骨间背侧肌中，深层有拇收肌横头；有手背静脉网，为头静脉的起部，腧穴近侧正当桡动脉从手背穿向手掌之处；布有桡神经浅支的掌背侧神经，深部有正中神经的指掌侧固有神经。

特殊功效

镇静止痛，通经活络。适用于头痛、目赤肿痛、耳聋、胃痛、腹痛等病症。

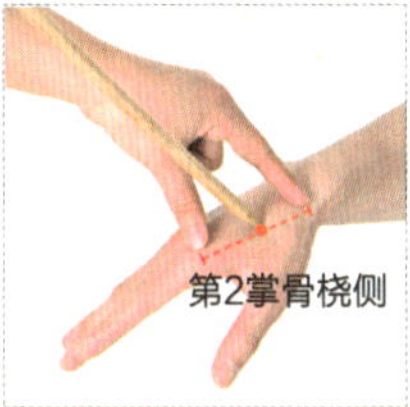

取穴技巧

以一手的拇指指间关节横纹放置在另一手拇指、食指之间的指蹼缘上，在拇指尖下。

经穴用法

按摩法：拇指垂直按压1分钟。

劳宫

缓解心痛

国际编号	PC8
常用程度	★★★
归属经络	手厥阴心包经

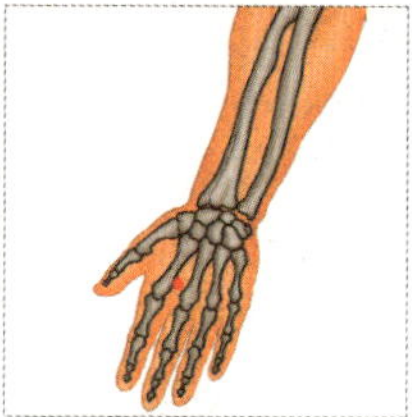

标准定位

在掌区，横平第3掌指关节近端，第2、3掌骨之间偏于第3掌骨。

生理解剖

在第2、3掌骨间，下为掌腱膜，第2蚓状肌及指浅、深屈肌腱，深层为拇指内收肌横头的起端，有骨间肌；有指掌侧总动脉；布有正中神经的第2指掌侧总神经。

特殊功效

清心开窍，解表除烦。适用于口疮、口臭等病症。

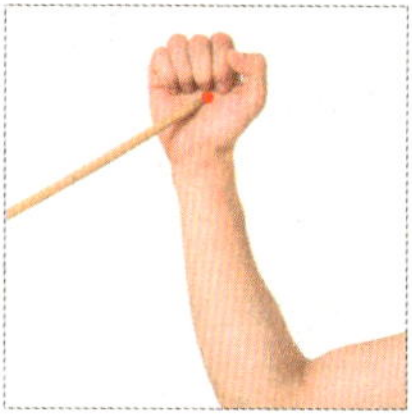

取穴技巧

屈指握拳，在第2、3掌骨之间偏于第3掌骨，以中指、无名指之间切于掌心横纹，中指尖处。

经穴用法

按摩法：用揉法、指推法刺激本穴。

大椎

缓解脊椎痛、颈项痛

国际编号	GV14
常用程度	★★★
归属经络	督脉

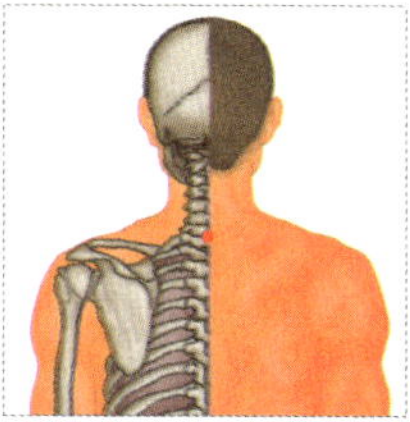

标准定位

在后正中线上，第7颈椎棘突下凹陷中，后正中线上。

生理解剖

在腰背筋膜、棘上韧带及棘间韧带中；有颈横动脉分支，棘间皮下静脉丛；布有第8颈神经后支内侧支。

特殊功效

解表清热，截疟止痫。适用于脊痛、颈项强痛、小儿惊风、小儿麻痹后遗症、中暑等病症。

取穴技巧

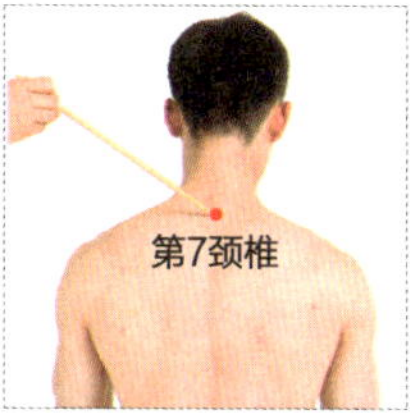

坐位，颈背交界处椎骨的最高点即为第7颈椎，该椎体下缘凹陷处即为本穴，按压有酸胀感。

经穴用法

按摩法：用点按法、提捏法刺激本穴。

哑门

缓解头痛、颈项痛

国际编号	GV15
常用程度	★
归属经络	督脉

标准定位

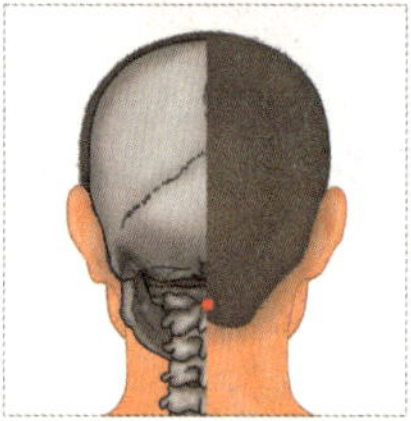

在颈后区，后发际正中直上0.5寸处，第2颈椎棘突上凹陷中。

生理解剖

在项韧带和项肌中，深部为弓间韧带和脊髓；有枕动、静脉分支及棘间静脉丛；布有第3颈神经和枕大神经支。

特殊功效

散风息风，开窍醒神。适用于头痛、眩晕、颈项强痛、颈椎病、癔症、脑卒中、失音、聋哑等病症。

取穴技巧

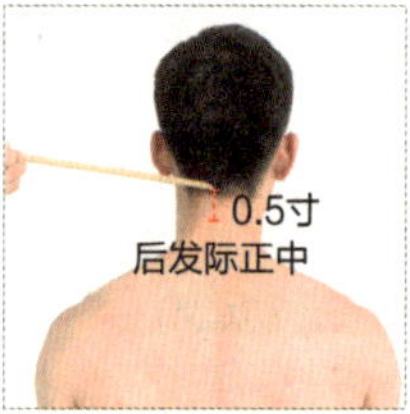

◎取俯卧位或坐位，在后发际正中线向上0.5寸处。

◎取俯卧位或坐位，先取第7颈椎，再向上数5个椎体处。

经穴用法

按摩法：拇指点按30秒，或握空拳敲打数分钟。

胆囊

缓解胁肋胀痛、胆绞痛

国际编号	EX-LE6
常用程度	★★
归属经络	经外奇穴

标准定位

在小腿外侧，腓骨小头直下2寸。

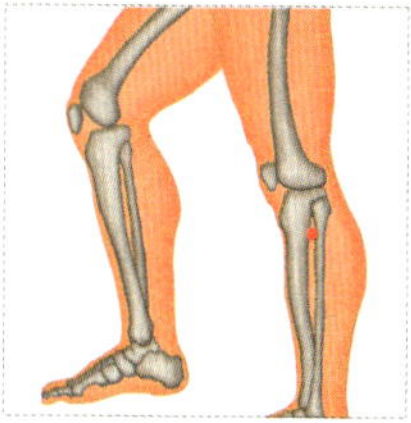

生理解剖

在腓骨长肌与趾长伸肌处；浅层布有腓肠外侧皮神经；深层有腓浅神经、腓深神经和胫前动、静脉。

特殊功效

清热化湿，利疸退黄。适用于胁肋胀痛、急慢性胆囊炎、胆石症、胆绞痛、胆道蛔虫症、下肢瘫痪等病症。

取穴技巧

侧坐或侧卧位，先取阳陵泉，再向下量约2横指处，按压有明显痛感。

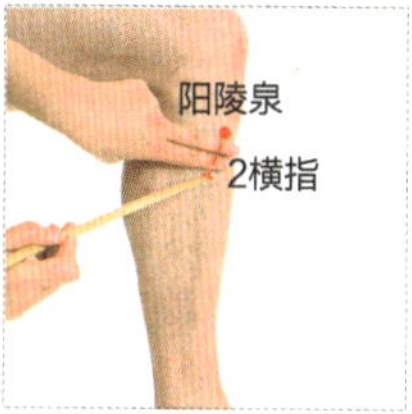

经穴用法

◎按摩法：拇指点按3分钟。

◎灸法：艾炷灸3～7壮，艾条灸5～15分钟。

素髎

缓解牙齿疼痛

国际编号	GV25
常用程度	★
归属经络	督脉

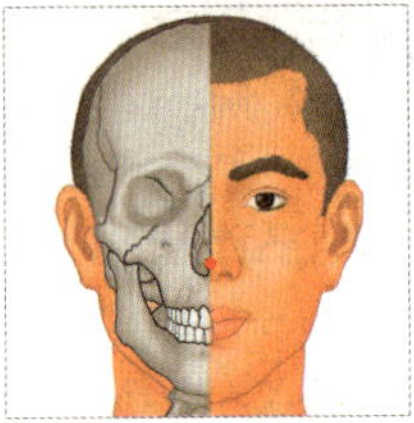

标准定位

在面部，鼻尖正中央。

生理解剖

在鼻尖软骨中；有面动、静脉鼻背支；布有筛前神经鼻外支（眼神经分支）。

特殊功效

清热消肿，安神定志。适用于鼻渊、鼻塞、鼻衄、鼻流清涕、鼻息肉、齿痛、惊厥、昏迷、新生儿窒息、休克、呼吸衰竭、心动过速等病症。

取穴技巧

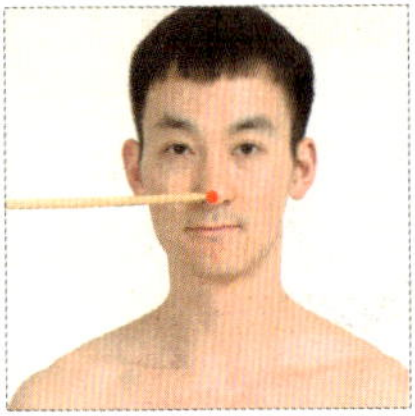

正坐位或仰卧位，在鼻背下端之鼻正中央，即鼻的最高点。

经穴用法

按摩法：用捏法、擦法刺激本穴，或用食指按压1分钟。

阑尾

缓解胃脘痛、腹痛

国际编号	EX-LE7
常用程度	★★
归属经络	经外奇穴

标准定位

在小腿外侧，髌韧带外侧凹陷下5寸，胫骨前嵴外一横指（中指）。

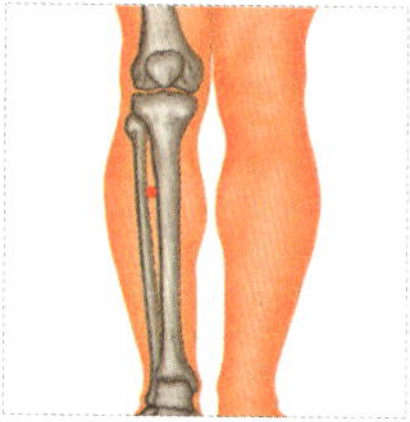

生理解剖

在胫骨前肌，趾长伸肌处；浅层布有腓肠外侧皮神经和浅静脉；深层布有腓深神经和胫前动、静脉。

特殊功效

理气止痛，通降腑气。适用于急慢性阑尾炎、胃脘痛、腹痛、消化不良等病症。

取穴技巧

侧坐或仰卧位，在小腿外侧，足三里向下约2横指处，按压有酸胀感。

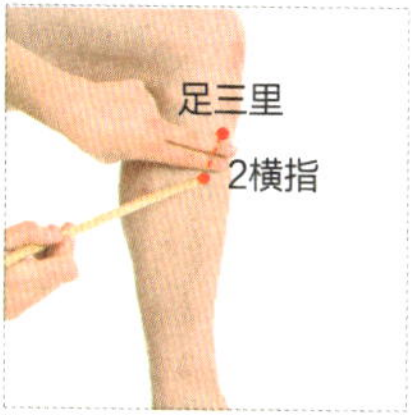

经穴用法

灸法：艾炷灸3～7壮，艾条灸5～15分钟。

三阳络

聪耳利音

国际编号	SJ8
常用程度	★
归属经络	手少阳三焦经

标准定位

在前臂后区，腕背侧远端横纹上4寸，尺骨与桡骨间隙中点。

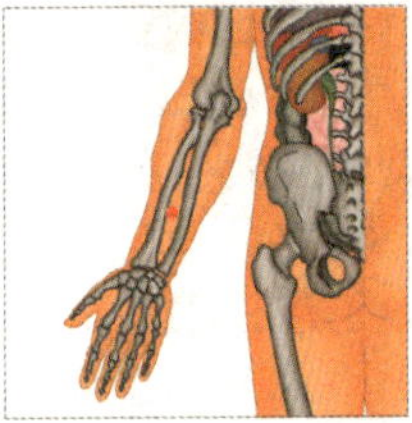

生理解剖

在指总伸肌与拇长展肌起端之间；有前臂骨间背侧动、静脉；布有前臂背侧皮神经，深层为前臂骨间背侧神经。

特殊功效

疏通经络。适用于耳聋、暴喑、牙痛、上肢痹痛、脑卒中后遗症等病症。

取穴技巧

抬臂，从掌背横纹中点处直上量4横指处为支沟，从支沟上1寸处，尺骨与桡骨间隙中点。

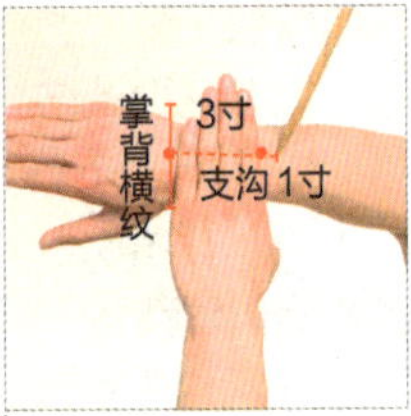

经穴用法

按摩法：手握空拳敲打两侧三阳络穴各3分钟。

下廉

通经活络

国际编号	LI8
常用程度	★
归属经络	手阳明大肠经

标准定位

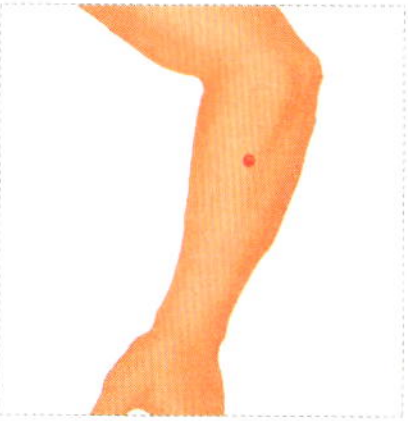

在前臂背面桡侧，肘横纹下4寸，阳溪与曲池连线上。

生理解剖

在桡骨的桡侧，桡侧有桡侧腕短伸肌及桡侧腕长伸肌，深层有旋后肌；有桡动脉分支；布有前臂背侧皮神经及桡神经深支。

特殊功效

调理脏腑。适用于头痛、眩晕、目痛、牙痛、扁桃体炎、腹胀、腹痛、肘臂痛、急性脑血管病等病症。

取穴技巧

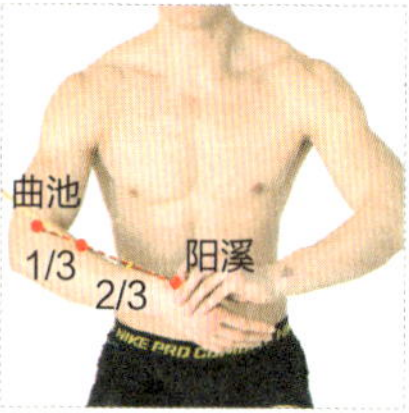

◎取前臂侧立位，在曲池下4寸处，桡骨外侧。

◎侧腕屈肘，在阳溪与曲池连线上，曲池往下1/3处。

经穴用法

按摩法：点按法、揉法、拿法、推法。

外劳宫

止痛通络

国际编号	EX-UE8
常用程度	★★
归属经络	经外奇穴

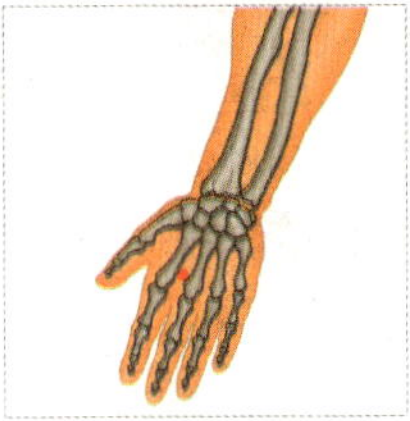

标准定位

在手背第2、3掌骨间，掌指关节后约0.5寸处。

生理解剖

有骨间肌；有掌背动脉，手背静脉网；并分布有桡神经分支。

特殊功效

健脾消积。适用于手指麻木、手指屈伸不利、落枕、小儿消化不良、脐风等病症。

取穴技巧

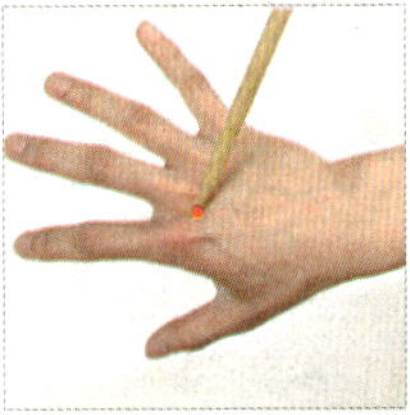

伏掌，在手背侧，食指和中指的掌骨之间，与内劳宫相对，按压有酸痛感。

经穴用法

◎**按摩法：**拇指点按双侧外劳宫穴30秒，连续多次。

◎**灸法：**艾炷灸3～7壮，艾条灸5～15分钟。

人迎

利咽散结

国际编号	ST9
常用程度	★★
归属经络	足阳明胃经

标准定位

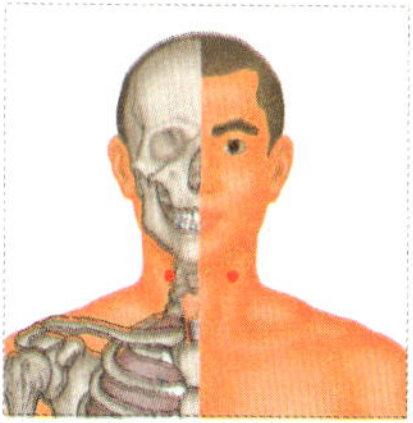

在颈部，平喉结，喉结旁开1.5寸，胸锁乳突肌前缘，颈总动脉搏动处。

生理解剖

有颈阔肌，在胸锁乳突肌前缘与甲状软骨接触部；有甲状腺上动脉；当颈内、外动脉分支处，有颈前浅静脉，外为颈内静脉；布有颈皮神经、面神经颈支、深层颈动脉窦，最深层为交感神经干，外侧有舌下神经降支及迷走神经。

特殊功效

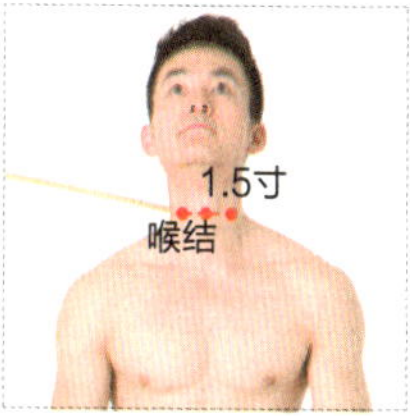

理气降逆。适用于头痛、咽喉肿痛、扁桃体炎、瘰疬、甲状腺功能亢进、脑卒中后遗症、胸满喘息等病症。

取穴技巧

正坐，头微抬，在颈部，喉结旁1.5寸，胸锁乳突肌前缘，颈总动脉搏动处。

阳白

清利头目

国际编号	GB14
常用程度	★
归属经络	足少阳胆经

标准定位

在头部，瞳孔直上，眉上1寸。

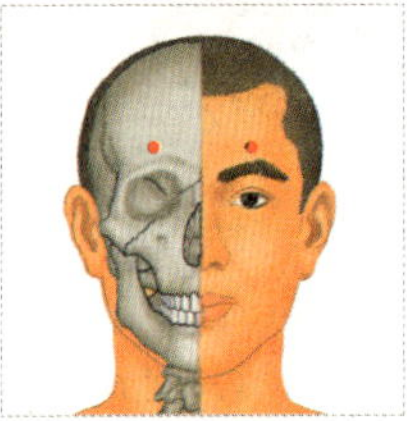

生理解剖

在额肌中；有额动、静脉外侧支；布有额神经外侧支。

特殊功效

祛风泻热。适用于面瘫、眼睑下垂、闭眼困难、视物模糊、眼痛、前额痛、眩晕等病症。

取穴技巧

◎正坐位，在头部，目正视，自眉中直上1横指处，按压有酸胀感。

◎正坐位，从外眼角直上入发迹半横指处，按压有酸胀感。

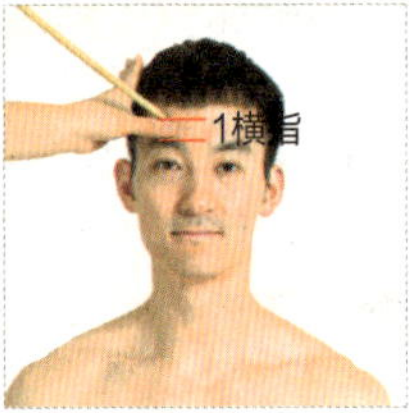

经穴用法

按摩法：用揉法、推法刺激本穴，或用食指点按两侧阳白穴30秒。

目窗

发散风热

国际编号	GB16
常用程度	★★
归属经络	足少阳胆经

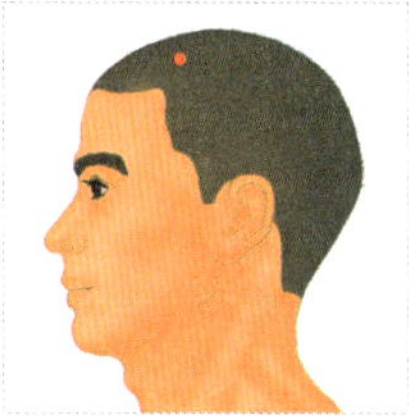

标准定位

在头部，前发际上1.5寸，瞳孔直上。

生理解剖

在帽状腱膜中；有颞浅动、静脉额支；布有额神经内、外侧支会合支。

特殊功效

清利头目。适用于视物模糊、目赤肿痛、头痛、眩晕、鼻塞、感冒、面肿、小儿惊痫等病症。

取穴技巧

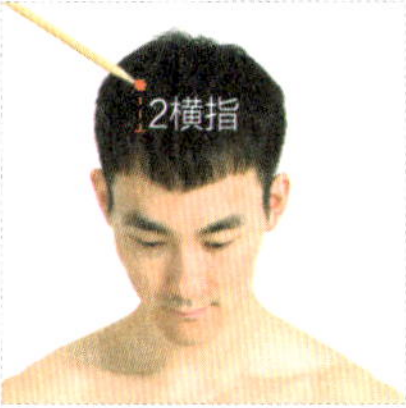

◎正坐位，在头部，瞳孔直上，自前发际直上2横指处，按压有酸胀感。

◎正坐位，在头部，瞳孔直上，头临泣后1寸处。

经穴用法

按摩法：食指按压两侧目窗穴30秒，重复多次。

玉枕

开窍明目

国际编号	BL9
常用程度	★
归属经络	足太阳膀胱经

标准定位

在头部，后发际正中直上2.5寸，旁开1.3寸，横平枕外隆凸上缘。

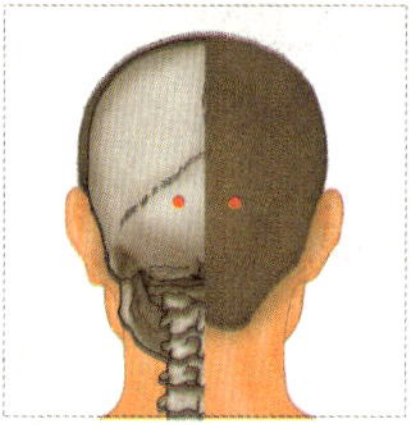

生理解剖

有枕肌；有枕动、静脉；布有枕大神经分支。

特殊功效

通经活络。适用于头项痛、视神经炎、近视、鼻塞、嗅觉减退、口疮、枕神经痛、足癣等病症。

取穴技巧

取坐位，沿后发际正中线向上轻轻推触及枕骨，由此旁开1.3寸处，在骨性隆起的外上缘可触及一凹陷，按压有酸胀感。

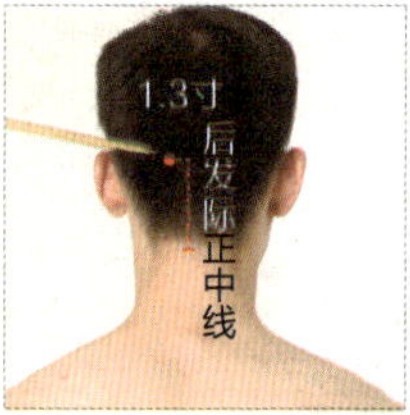

经穴用法

按摩法：点按法、揉法、指推法、摩法。

耳门

开窍聪耳

国际编号	TE21
常用程度	★★
归属经络	手厥阴心包经

标准定位

在耳区，耳屏上切迹与下颌骨髁突之间的凹陷中。

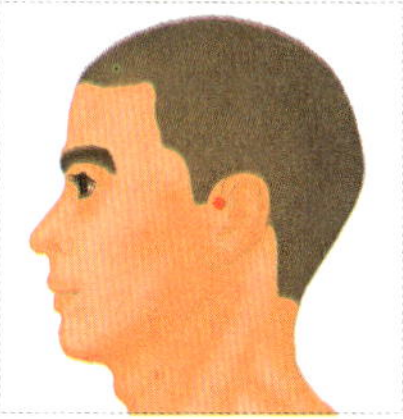

生理解剖

有颞浅动、静脉耳前支；布有耳颞神经、面神经分支。

特殊功效

泻热活络。适用于偏头痛、耳鸣、耳聋、中耳炎、牙痛、颌肿、眩晕、颞下颌关节紊乱综合征、口周肌肉痉挛等病症。

取穴技巧

侧坐位，将按摩工具置于耳屏上方、下颌骨髁突后缘，有一凹陷处，按压有酸胀感。

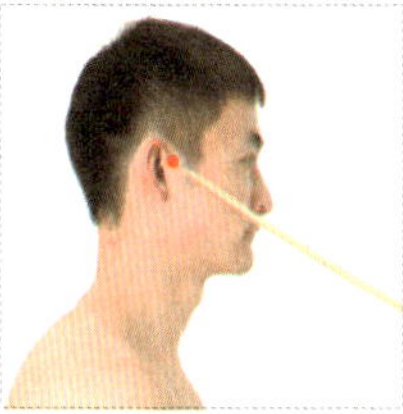

经穴用法

◎按摩法：食指点按或揉压30秒，连续多次。

◎灸法：艾炷灸3～5壮，艾条灸10～20分钟。

听会

开窍聪耳

国际编号	GB2
常用程度	★★★★
归属经络	足少阳胆经

标准定位

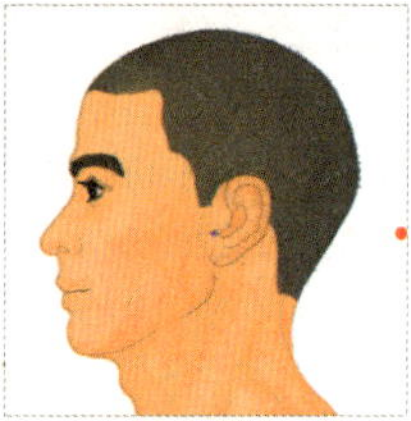

在面部，耳屏间切迹与下颌骨髁突之间的凹陷中。

生理解剖

有颞浅动脉耳前支，深部为颈外动脉及面后静脉；浅层布有耳大神经，皮下为面神经。

特殊功效

活络安神。适用于耳鸣、突发性耳聋、腮腺炎、牙痛、颞下颌关节紊乱综合征、口歪、脑血管疾病后遗症等病症。

取穴技巧

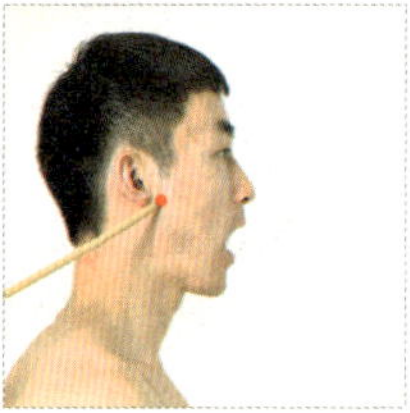

侧坐位，张口取穴，手置于耳屏下方、下颌骨髁突后缘，按压有一凹陷，张口时凹陷更明显。

经穴用法

按摩法：可用点按法、揉法、指摩法。

瞳子髎

明目退翳

国际编号	GB1
常用程度	★★
归属经络	足少阳胆经

标准定位

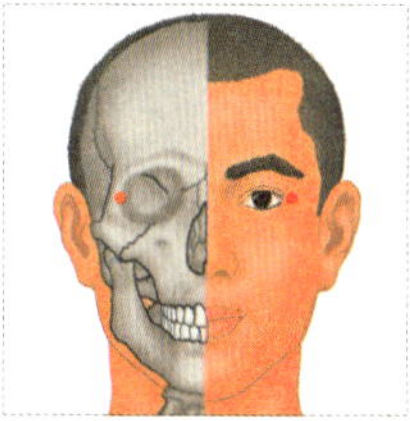

在面部，目外眦外侧，眶骨外侧凹陷中。

生理解剖

有眼轮匝肌，深层为颞肌；当颧眶动、静脉分布处；布有颧面神经和颧颞神经、面神经的额颞支。

特殊功效

疏散风热。适用于头痛、三叉神经痛、目翳、目赤肿痛、白内障、视网膜炎、面部水肿等病症。

取穴技巧

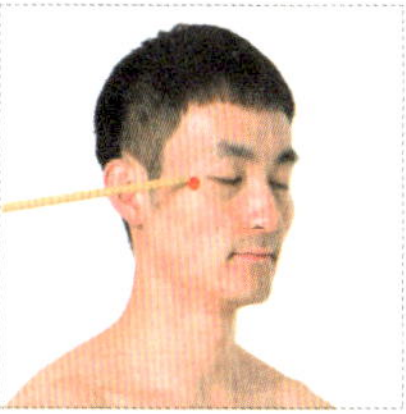

取正坐位，在面部，闭上眼睛时，当眼角纹处，按压有酸胀感。

经穴用法

◎按摩法：点按法、揉法、指摩法。

◎灸法：艾条灸5～10分钟。

腰眼

强腰健肾

国际编号	EX-B7
常用程度	★★★
归属经络	经外奇穴

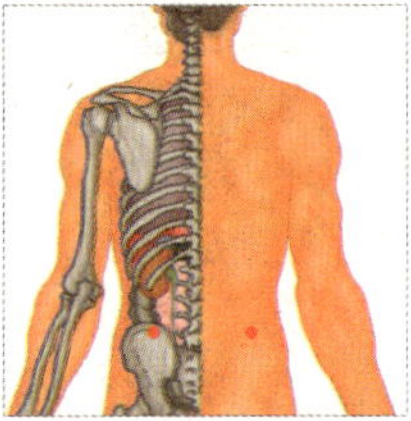

标准定位

在腰部，横平第4腰椎棘突下，后正中线旁开3.5寸凹陷中。

生理解剖

在腰背筋膜、背阔肌、髂肋肌中；浅层主要布有臀上皮神经和第3腰神经后支的皮支；深层主要布有第4腰神经后支的肌支和腰动、静脉的分支或属支。

特殊功效

补虚健脾。适用于腰痛、尿频、遗尿、肾炎、月经不调、带下等病症。

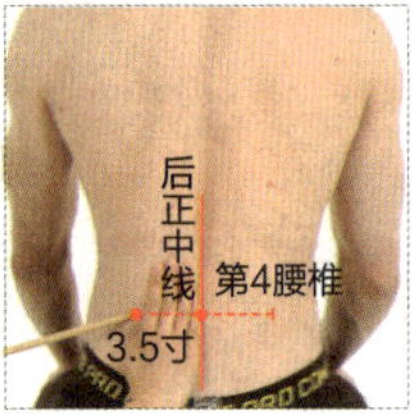

取穴技巧

在腰部，髂前上棘与后正中线的交点处，第4腰椎棘突下，后正中线旁开3.5寸处。

经穴用法

按摩法：用点按法、揉法刺激本穴。

昆仑

疏通经络

国际编号	BL60
常用程度	★★★
归属经络	足太阳膀胱经

标准定位

在踝区，外踝尖与脚腕后跟腱之间的凹陷中。

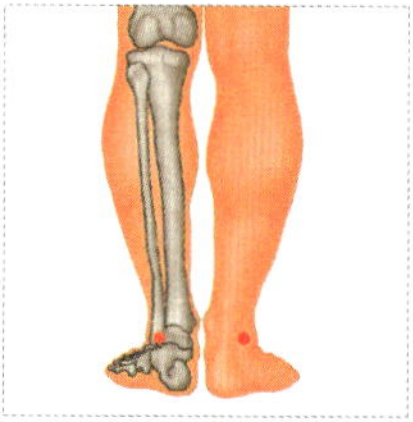

生理解剖

有腓骨短肌；有小隐静脉及外踝后动、静脉；布有腓肠神经。

特殊功效

清热息风。适用于急性腰痛、足跟痛、膝关节炎、坐骨神经痛、头痛、小儿惊风、痔疮、踝关节扭伤等病症。

取穴技巧

取侧坐位，在踝区，外踝尖与脚腕后的大筋（跟腱）之间的凹陷中，按压有明显的酸胀感，即为本穴。

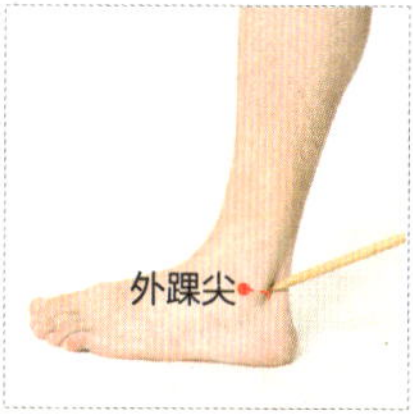

经穴用法

按摩法：点按法、揉法、弹拨法。

承扶

消痔通便

国际编号	BL36
常用程度	★★★
归属经络	足太阳膀胱经

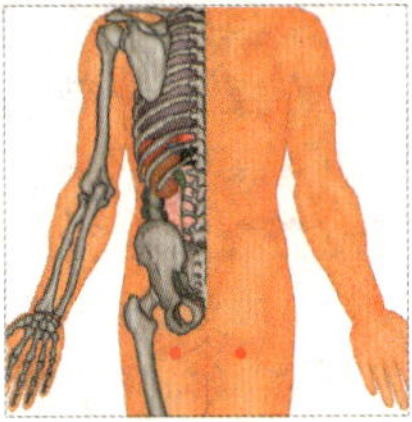

标准定位

在大腿后面，臀横纹中点。

生理解剖

在臀大肌下缘；有坐骨神经伴行的动、静脉；布有股后皮神经，深层为坐骨神经。

特殊功效

舒筋活络。适用于腰、骶、臀、股部疼痛，坐骨神经痛；小儿麻痹后遗症；痔疾；便秘等病症。

取穴技巧

◎取俯卧位，此穴在臀横纹下，大腿与臀部的交界处，即臀沟中点处，按压时有明显的酸胀感。

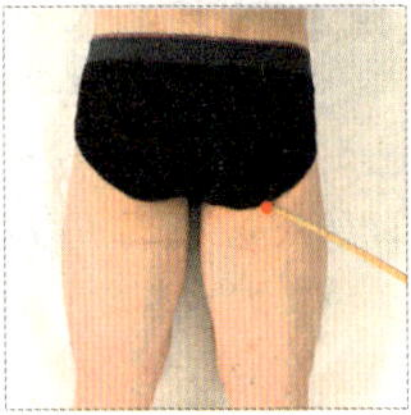

◎取俯卧位，在大腿后面，臀下横纹的中点，按压时有明显的酸胀感。

经穴用法

按摩法：点按法、揉法、指推法、拿法。

腰阳关

除湿散寒

国际编号	GV3
常用程度	★★★
归属经络	督脉

标准定位

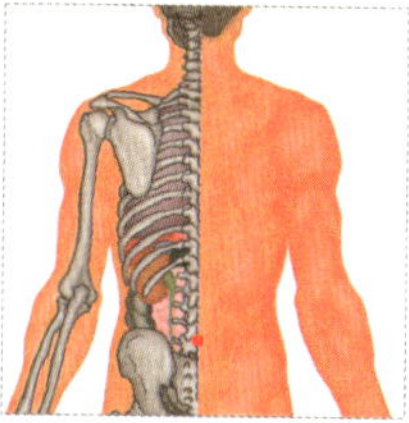

在腰部，后正中线上，当第4腰椎棘突下的凹陷中。

生理解剖

在腰背筋膜、棘上韧带及棘间韧带中；有腰动脉后支，棘间皮下静脉丛；布有腰神经后支的内侧支。

特殊功效

舒筋活络。适用于腰骶疼痛、坐骨神经痛、月经不调、带下、遗精、阳痿、小便频数、小腹冷痛等病症。

取穴技巧

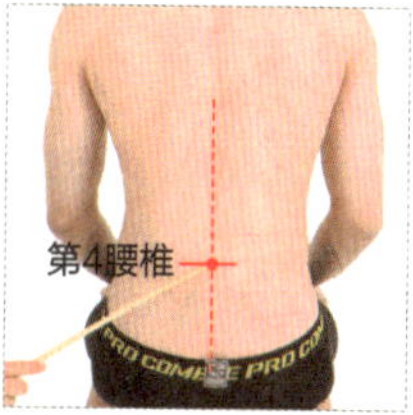

坐位，在腰部，两髂前上棘连线与后正中线的交点处为第4腰椎棘突，其下缘凹陷处。

经穴用法

按摩法：用提捏法刺激本穴，或用食指点按1分钟。

定喘

止咳平喘

国际编号	EX-B1
常用程度	★★★
归属经络	经外奇穴

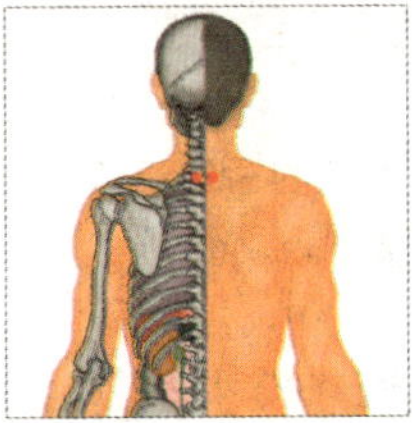

标准定位

在脊柱区，横平第7颈椎棘突下，后正中线旁开0.5寸。

生理解剖

穴下有皮肤、皮下组织、斜方肌、菱形肌、上后锯肌、头夹肌和横突棘肌；分布有第7、8颈神经后支，深层有颈深动、静脉和颈横动、静脉的分支。

特殊功效

通宣理肺。适用于哮喘、咳嗽、落枕、肩背痛麻等病症。

取穴技巧

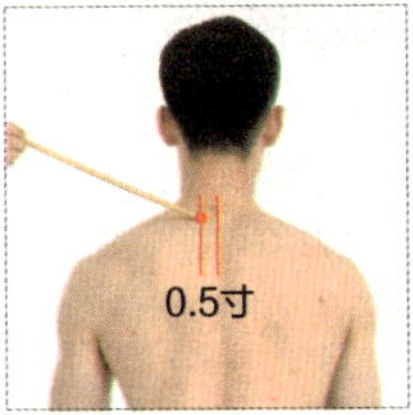

取端坐位，低头时在脊柱区，当颈部最高棘突下，旁开0.5寸处。

经穴用法

按摩法：用擦法、揉法刺激本穴，或用拇指点按1分钟。

俞府

理气降逆

国际编号	KI27
常用程度	★
归属经络	足少阴肾经

标准定位

在胸部，锁骨下缘，前正中线旁开2寸。

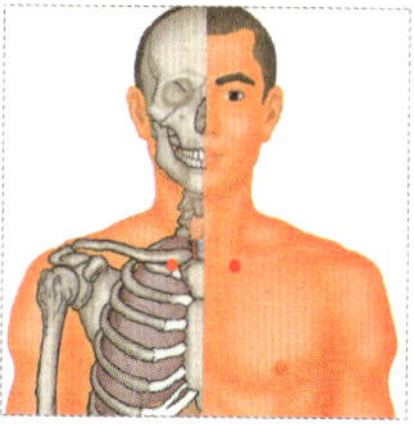

生理解剖

在胸大肌中；有胸内动、静脉的前穿支；布有锁骨上神经前支。

特殊功效

止咳平喘。适用于咳嗽、气喘、咽炎等病症。

取穴技巧

◎仰卧位，在锁骨下可触及一凹陷，于胸骨中线与锁骨中线连线的中点处。

◎仰卧位，先取云门穴，云门与前正中线的内1/3处，在凹陷处，按压有酸胀感。

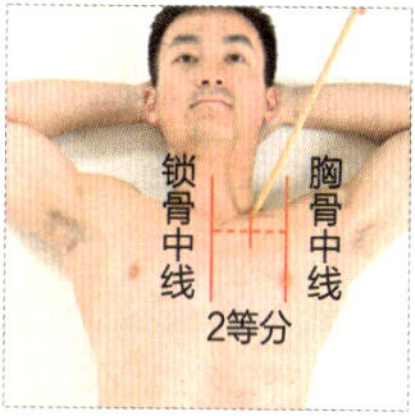

经穴用法

按摩法：食指按揉两侧俞府穴1分钟，连续多次。

璇玑

止咳利咽

国际编号	CV21
常用程度	★
归属经络	任 脉

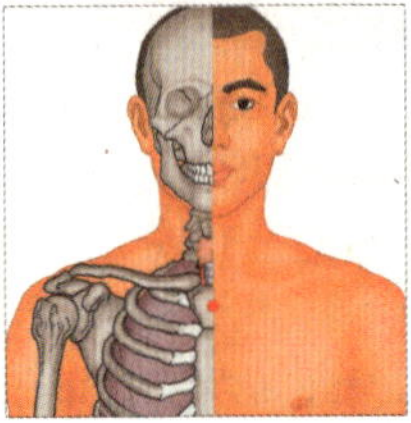

标准定位

在胸部，前正中线上，天突下 1 寸。

生理解剖

在胸骨柄上；有胸廓（乳房）内动、静脉的前穿支；布有胸锁上神经前支。

特殊功效

宽胸理气。适用于咳嗽、气喘、支气管哮喘、胸满痛、喉痹、咽肿、甲状腺肿、癔症等病症。

取穴技巧

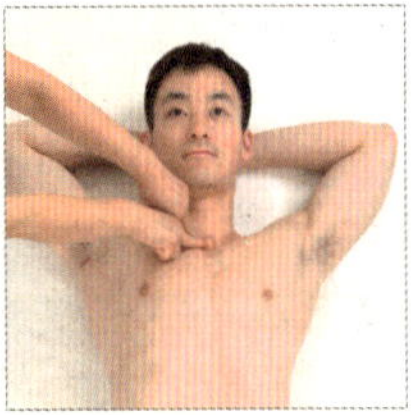

◎仰卧位，在胸部，取胸骨角中点与胸骨上窝中央连线的中点处，按压有酸胀感。

◎仰卧位，在胸部，前正中线上，胸骨柄的中央处。

经穴用法

按摩法：拇指按揉1分钟，连续3次。

滑肉门

减肥止痛

国际编号	ST24
常用程度	★★★
归属经络	足阳明胃经

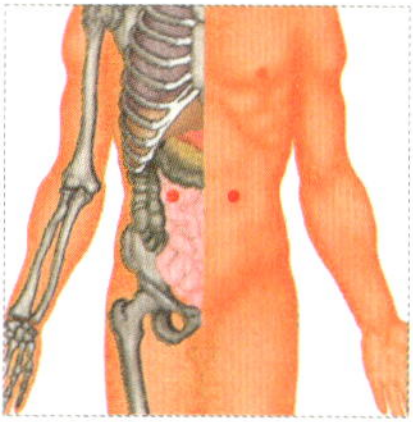

标准定位

在上腹部，于脐中上1寸，前正中线旁开2寸。

生理解剖

当腹直肌及其鞘处；有第9肋间动、静脉分支及腹壁下动、静分支；布有第9、10肋间神经分支（内部为小肠）。

特殊功效

清心开窍。适用于肥胖、胃痛、呕吐、癫狂、神经衰弱、月经不调、舌炎等病症。

取穴技巧

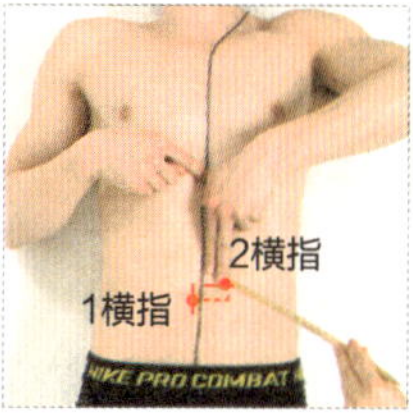

仰卧位，从肚脐沿前正中线向上1横指，旁开2横指处，按之有明显的酸胀感。

经穴用法

按摩法：指揉法、点按法、摩法、掌推法。

复溜

温阳利水

国际编号	KI7
常用程度	★★★
归属经络	足少阴肾经

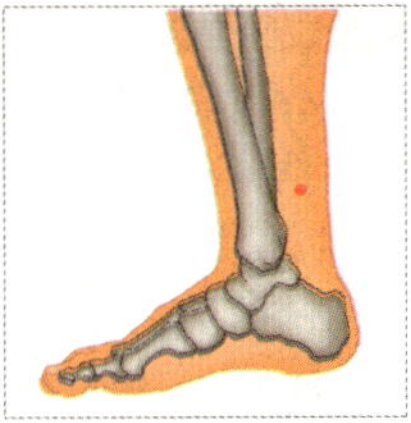

标准定位

在小腿内侧，于太溪穴直上2寸，在跟腱的前方。

生理解剖

在比目鱼肌下端移行于跟腱处之内侧；前方有胫后动、静脉；布有腓肠内侧皮神经、小腿内侧皮神经、深层为胫神经。

特殊功效

补肾益阴，温阳利水。适用于水肿、腹胀、泄泻、尿潴留、盗汗、下肢痿痹、腰肌劳损、痔疮等病症。

取穴技巧

坐位或仰卧位，先取太溪穴，再向上约2横指处，在跟腱前缘处。

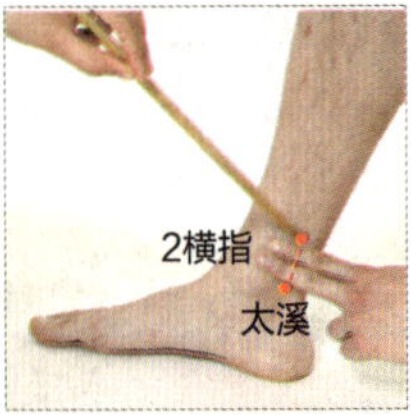

经穴用法

按摩法：用点按法、指推法刺激本穴，或用拇指按揉1分钟。

天枢

减肥消肿

国际编号	ST25
常用程度	★★★★★
归属经络	足阳明胃经

标准定位

在腹部，横平脐中，前正中线旁开2寸。

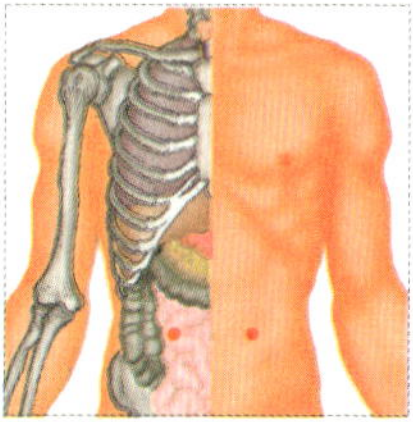

生理解剖

当腹直肌及其鞘处，有第10肋间动、静脉分支及腹壁下动、静脉分支，布有第10肋间神经分支（内部为小肠）。

特殊功效

理气健脾。适用于肥胖、腰痛、腹胀肠鸣、便秘、泄泻、痢疾、月经不调、痛经、胆囊炎等病症。

取穴技巧

取坐位或仰卧位，在肚脐旁开约2横指处，按压有明显的酸胀感。

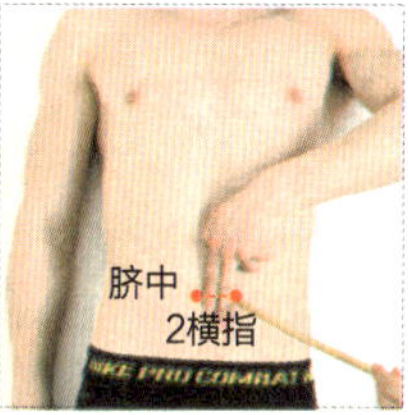

经穴用法

按摩法：拇指按揉或点按两侧天枢穴3分钟。

极泉

宽胸宁心

国际编号	HT1
常用程度	★★
归属经络	手少阴心经

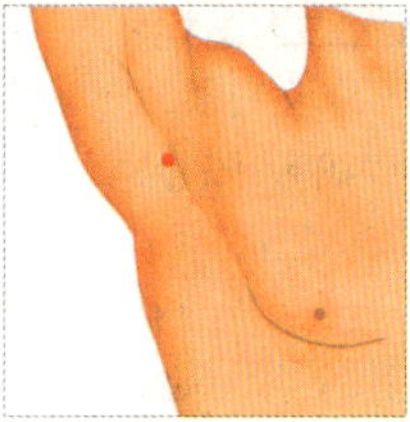

标准定位

在腋区，腋窝中央，腋动脉搏动处。

生理解剖

在胸大肌的外下缘，深层为喙肱肌；外侧为腋动脉；布有尺神经、正中神经、前臂内侧皮神经及臂内侧皮神经。

特殊功效

活络止痛。适用于失眠、胸闷气短、心悸、肘臂冷痛、四肢不举、狐臭、肩周炎、乳汁分泌不足等病症。

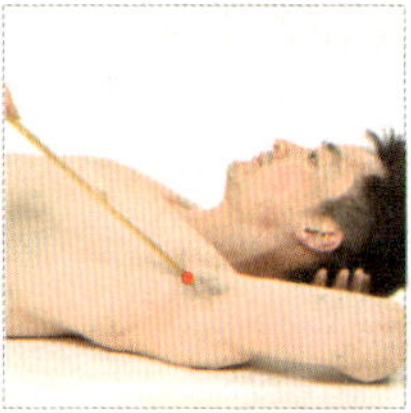

取穴技巧

屈肘，上臂外展，手掌按于后枕，于腋窝中部有动脉搏动处，按压有酸痛感。

经穴用法

按摩法：点按法、揉法、弹拨法。

少海

宁心安神

国际编号	HT3
常用程度	★★★
归属经络	手少阴心经

标准定位

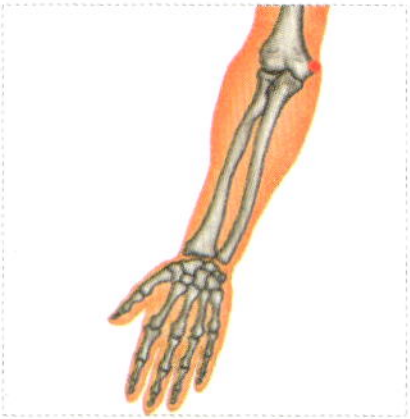

在肘前区，横平肘横纹，肱骨内上髁前缘。

生理解剖

穴下为皮肤、皮下组织、旋前圆肌、肱肌；皮肤有前臂内侧皮神经分布；在皮下组织内有贵要静脉，该静脉接受前臂正中静脉或肘正中静脉的注入。

特殊功效

理气通络。适用于神经衰弱、失眠、心痛、肘臂挛痛、瘰疬、腋胁痛、三叉神经痛、落枕等病症。

取穴技巧

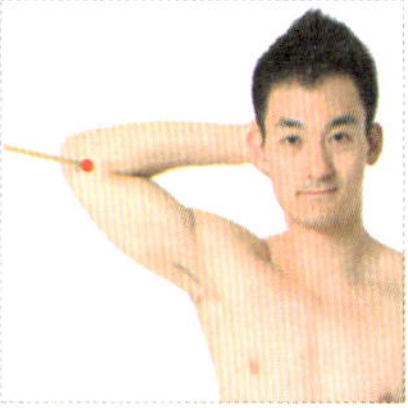

◎屈肘举臂，在肘内侧横纹尽头处。

◎屈肘举臂，在肘横纹内侧端与肱骨内上髁连线的中点处。

经穴用法

按摩法：用拇指按揉3分钟。

安眠

宁神镇静

国际编号	无
常用程度	★★★★
归属经络	经外奇穴

标准定位

在项部，翳风与风池连线中点。

生理解剖

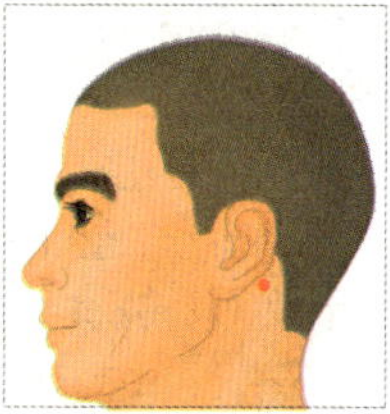

穴下有皮肤、皮下组织、颈阔肌和头夹肌；皮肤由枕小神经和耳大神经双重分布；头夹肌由第2颈神经后支的外侧支配。

特殊功效

平肝息风。适用于耳鸣、耳聋、头痛、失眠、健忘、癫狂、心悸、烦躁、高血压等病症。

取穴技巧

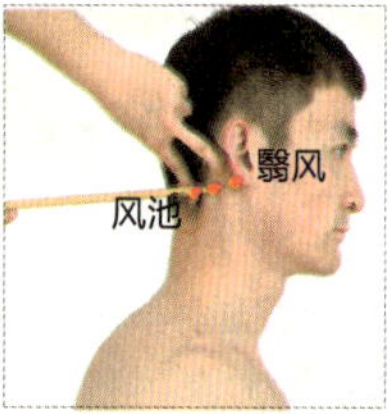

取侧坐位或侧卧位，在项部，位于翳风与风池连线中点处，按压会产生明显的酸胀感。

经穴用法

◎**按摩法：**点按法、揉法。

◎**灸法：**直接灸或隔姜灸3～7壮，温和灸5～10分钟。

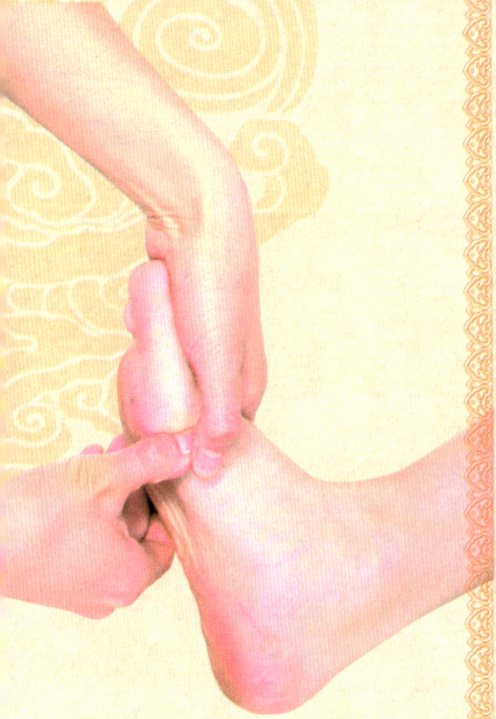

第三章 双穴合用效果佳

头临泣＋人中

脑卒中

头临泣穴

穴位归经 足少阳胆经

准确定位

在头部，前发际上0.5寸，瞳孔直上。

经穴用法

◎按摩法：点按法、揉法、推法。

◎灸法：间接灸3～5壮，艾条灸5～10分钟。

特殊功效

头临泣穴有清头明目、安神定志的功效，对脑血管疾病、头痛、鼻塞、流泪、急慢性结膜炎、小儿惊风、目赤肿痛等有治疗作用。

人中穴

穴位归经 督脉

准确定位

在面部，人中沟的上1/3与中1/3交界处。

经穴用法

按摩法：用点按法刺激本穴，或用拇指掐30秒，连续多次。

特殊功效

人中穴有醒脑开窍、苏厥止痛的功效，对脑卒中、面肿、口歪、鼻塞、昏迷、中暑、晕车、休克、癫狂、闪挫腰痛、消渴病等有治疗作用。

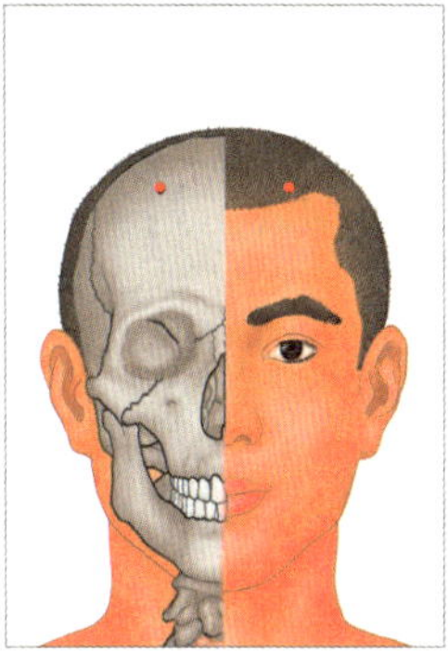 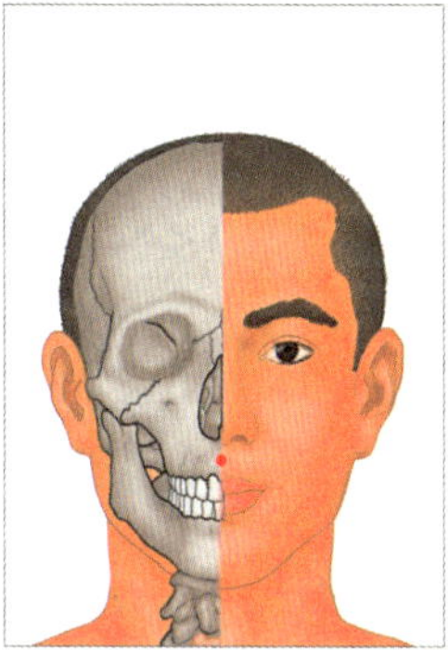

头临泣+人中

搭配功效

头临泣穴与人中穴搭配在一起使用，对脑卒中以及晕眩、头痛、癫痫等症都有一定的治疗作用。

古方疗法

《刺灸心法要诀》：

◎临泣主治鼻不通，眵矇冷泪云翳生，惊痫反视卒暴厥，白晡发疟胁下疼。

◎水沟（人中）中风口不开，中恶癫痫口眼歪，刺治风水头面肿，灸治儿风急慢灾。

阳陵泉+风市

半身不遂

阳陵泉穴

穴位归经 足少阳胆经

准确定位

在小腿外侧，腓骨头前下方，按压有凹陷处。

经穴用法

◎按摩法：拇指点按两侧的阳陵泉穴3分钟，以皮肤温热为度。

◎灸法：直接灸3～7壮，温和灸5～15分钟。

特殊功效

阳陵泉穴有活血通络、舒调经脉的功效，对膝肿痛、下肢痿痹及麻木、蛔虫症、小儿惊风等有治疗作用。

风市穴

穴位归经 足少阳胆经

准确定位

在大腿外侧部的中线上，在腘横纹上7寸，股外侧肌与股二头肌之间。

经穴用法

◎按摩法：拇指点按1分钟，连续多次，或手握空拳敲击数分钟。

◎灸法：直接灸3～5壮，温和灸5～15分钟。

特殊功效

风市穴有舒筋活络、祛风止痒的功效，对下肢痿痹及麻木、半身不遂、荨麻疹等有治疗作用。

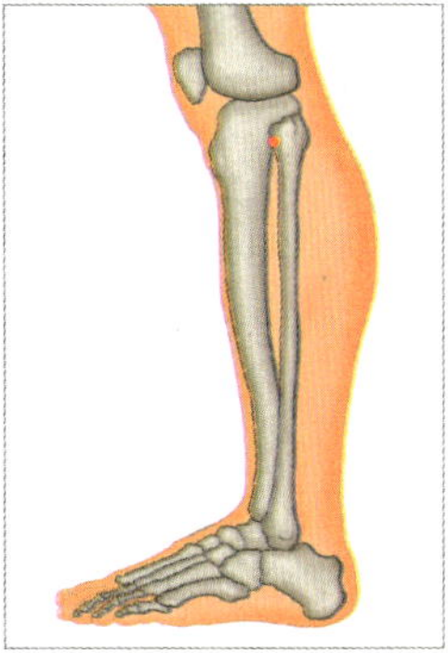

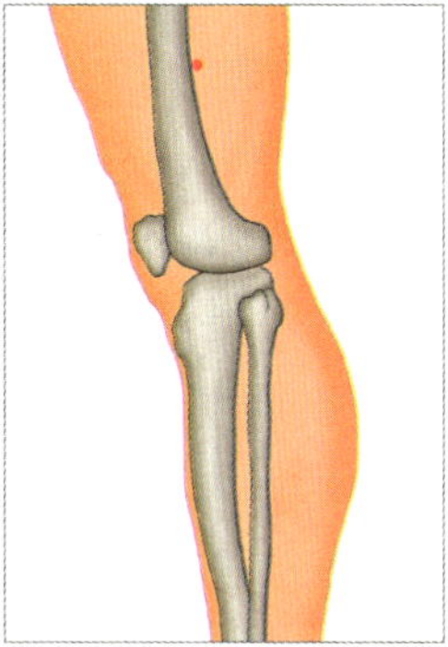

阳陵泉+风市

搭配功效

当出现半身不遂症状时，可刺激阳陵泉穴搭配风市穴进行缓解。

古方疗法

《刺灸心法要诀》：

◎阳陵泉治痹偏风，兼治霍乱转筋疼。

◎风市主治腿中风，两膝无力脚气冲，兼治浑身麻瘙痒，艾火烧针皆就功。

支正+劳宫

抑郁症

支正穴

穴位归经　手太阳小肠经

准确定位

在前臂背面尺侧，阳谷与小海连线上，腕背横纹上5寸处。

经穴用法

◎按摩法：一手握空拳敲打另一只手上的支正穴3分钟。

◎灸法：艾炷灸3～5壮，艾条灸5～15分钟。

特殊功效

支正穴有清热通络、安神定志的功效，对头痛、项强、关节松弛无力等有治疗作用。

劳宫穴

穴位归经　手厥阴心包经

准确定位

在掌区，平第3掌指关节近端，第2、3掌骨之间偏于第3掌骨。

经穴用法

◎按摩法：用揉法、指推法刺激本穴，或用拇指点按3分钟。

◎灸法：艾炷灸3～5壮，艾条灸5～10分钟。

特殊功效

劳宫穴有解表除烦、清心开窍的功效，对食欲不振、黄疸、口疮、口臭等有治疗作用。

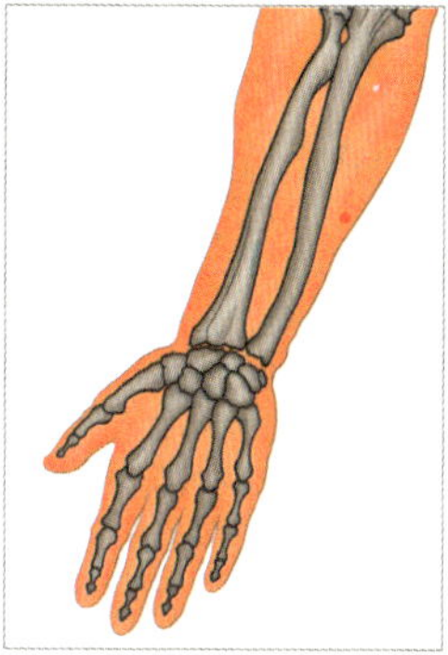

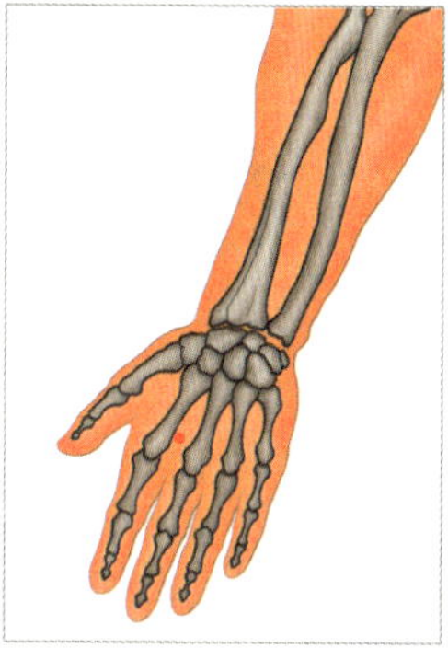

支正+劳宫

搭配功效

有安神功效的支正穴与具有清心功效的劳宫穴并用，对七情不舒而致的抑郁症状有良好的改善作用。

古方疗法

《刺灸心法要诀》：支正穴治七情郁，肘臂十指尽皆挛，兼治消渴饮不止。

《通玄指要赋》：劳宫退胃翻心痛亦何疑！

神庭＋身柱

癫痫、癫狂

神庭穴

穴位归经　督脉

准确定位

在头前部，前发际正中直上0.5寸。

经穴用法

◎按摩法：用点按法、擦法、揉法刺激本穴，以有酸胀感为宜。

◎灸法：直接灸或隔姜灸3～7壮，温和灸5～10分钟。

特殊功效

神庭穴有宁神醒脑、降逆平喘的功效，对癫痫、失眠、健忘、心动过速、头痛等有治疗作用。

身柱穴

穴位归经　督脉

准确定位

在背部脊柱区，第3胸椎棘突下凹陷中。

经穴用法

◎按摩法：手握空拳敲打3分钟，以皮肤微红有热感为宜。

◎灸法：直接灸或隔姜灸3～7壮，温和灸5～10分钟。

特殊功效

身柱穴有宣肺止咳、宁神解痉的功效，对腰脊强痛、癫痫、身热、头痛、咳嗽等有治疗作用。

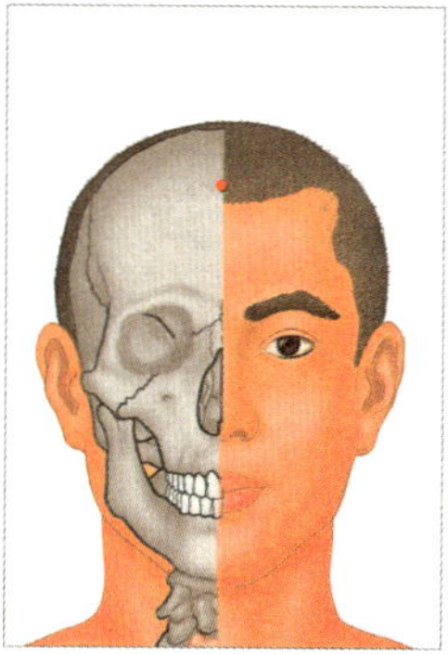

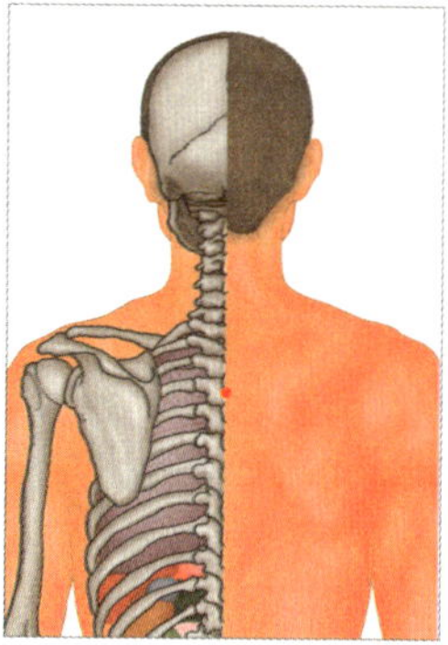

神庭＋身柱

搭配功效

神庭穴与身柱穴都对癫痫、癫狂有一定的改善作用，两者并用对癫痫的改善作用更强。

古方疗法

《刺灸心法要诀》：

◎神庭主灸羊痫风，目眩头痛灸脑空。

◎身柱主治羊痫风。

太渊+鱼际

牙痛

太渊穴

穴位归经　手太阴肺经

准确定位

在腕掌侧横纹的桡侧，正当桡动脉的搏动处。

经穴用法

◎按摩法：用揉法、拿法刺激本穴，或用拇指点按1分钟。

◎灸法：艾炷灸1～3壮，艾条灸5～10分钟或药物天灸。

特殊功效

太渊穴有调理肺气、活血通脉的功效，对咽喉肿痛、胸背痛、咳嗽、无脉症等有治疗作用。

鱼际穴

穴位归经　手太阴肺经

准确定位

手拇指本节（第1掌指关节）后凹陷处，约在第1掌骨中点桡侧，赤白肉际处。

经穴用法

◎按摩法：拇指点按3分钟，连续多次，直至皮肤产生温热感。

◎灸法：艾炷灸1～3壮，艾条灸3～5分钟。

特殊功效

鱼际穴有清泻肺热、止咳平喘的功效，对咽干、牙痛等有治疗作用。

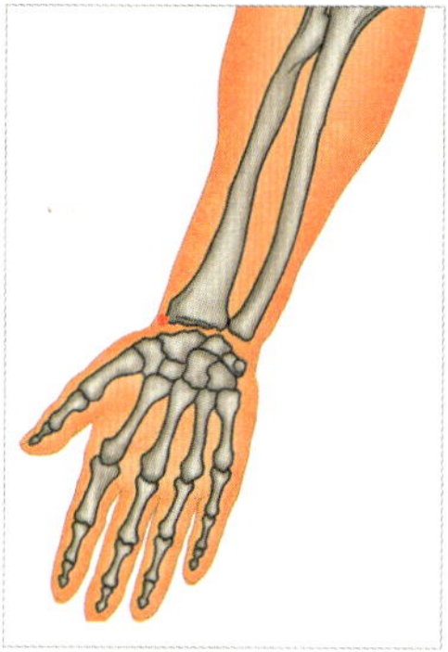

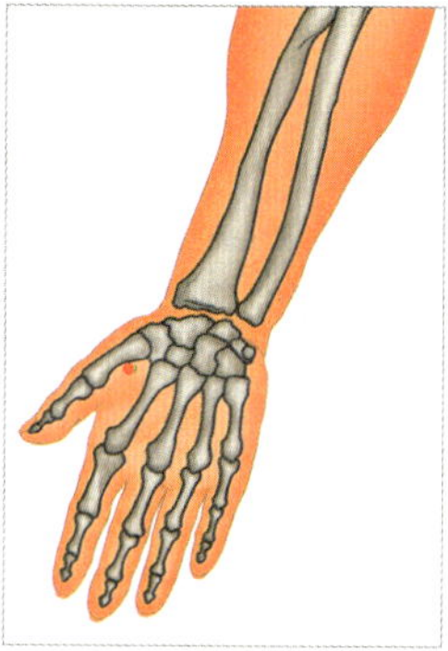

太渊+鱼际

搭配功效

肺经上的太渊穴和鱼际穴搭配使用，可以调理肺气、清除肺热，从而缓解内热而致的牙痛症状。

古方疗法

《刺灸心法要诀》：鱼际主灸牙齿痛，在左灸左右同然，更刺伤寒汗不出，兼治疟疾方欲寒。

液门+小海

牙龈肿痛

液门穴

穴位归经 手少阳三焦经

准确定位

在手背部，第4、5指间，指蹼缘后方赤白肉际处。

经穴用法

◎按摩法：用点按法、揉法刺激本穴，或拇指掐30秒，连续多次。

◎灸法：艾炷灸3~5壮，艾条灸5~10分钟。

特殊功效

液门穴有疏风散邪、清热消肿的功效，对牙痛、口疮、咽喉肿痛、头痛等有治疗作用。

小海穴

穴位归经 手太阳小肠经

准确定位

在肘内侧，尺骨鹰嘴与肱骨内上髁之间凹陷处。

经穴用法

◎按摩法：拇指点按1分钟，连续多次，或空拳敲击数分钟。

◎灸法：艾炷灸3~5壮，艾条灸5~15分钟。

特殊功效

小海穴有清热祛风、宁神定志的功效，对肘臂疼痛、癫痫、头痛、精神分裂症等有治疗作用。

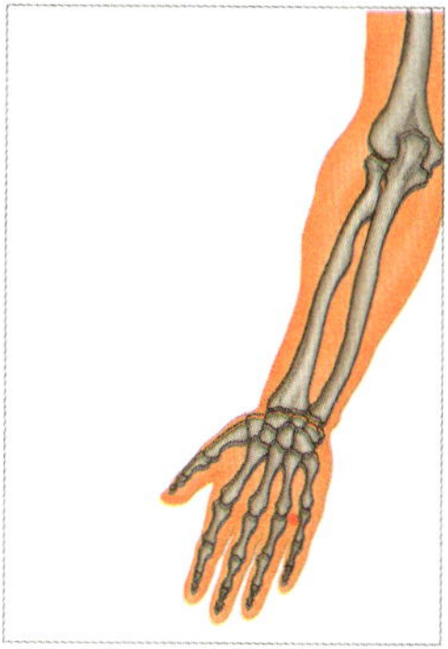

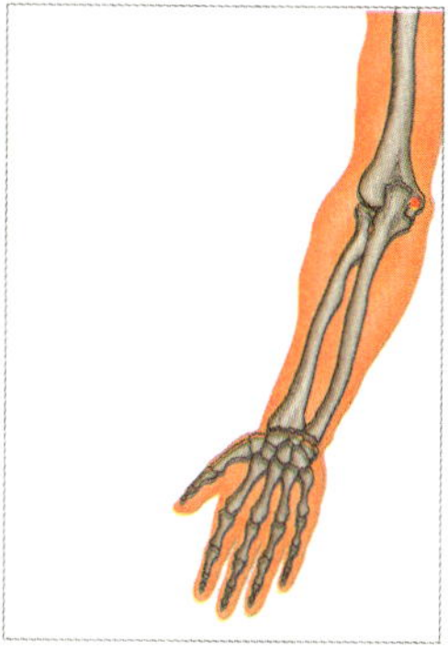

液门+小海

搭配功效

三焦经上的液门穴与小肠经上的小海穴并用，有清热散邪、消肿减痛的功效，对牙龈肿痛有一定的缓解作用。

古方疗法

《刺灸心法要诀》：

◎液门主治喉龈肿，手臂红肿出血灵，又治耳聋难得睡。

◎小海喉龈肿痛痊。

少商+然谷

咽喉肿痛

少商穴

穴位归经　手太阴肺经

准确定位

在拇指末节桡侧，距离指甲角约0.1寸处。

经穴用法

◎按摩法：用拇指掐30秒，连续多次，以有酸胀感为宜。

◎灸法：艾条灸5～10分钟。

特殊功效

少商穴有清热利咽、醒脑开窍的功效，对咽喉肿痛、咳嗽、鼻衄、高热、昏迷、癫狂、指端麻木等有治疗作用。

然谷穴

穴位归经　足少阴肾经

准确定位

在足内侧缘，于足舟骨粗隆下方，当赤白肉际处。

经穴用法

◎按摩法：用指推法刺激本穴，或用拇指点按1分钟。

◎灸法：艾炷灸3～5壮，艾条灸5～10分钟。

特殊功效

然谷穴有滋阴补肾、清热利湿的功效，对消渴病、阴部瘙痒、月经不调等有治疗作用。

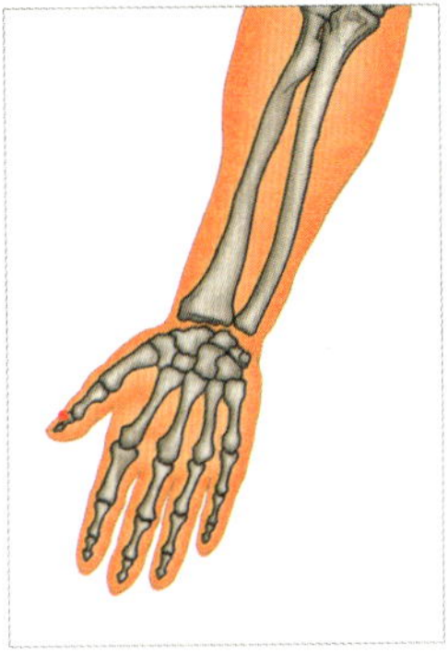

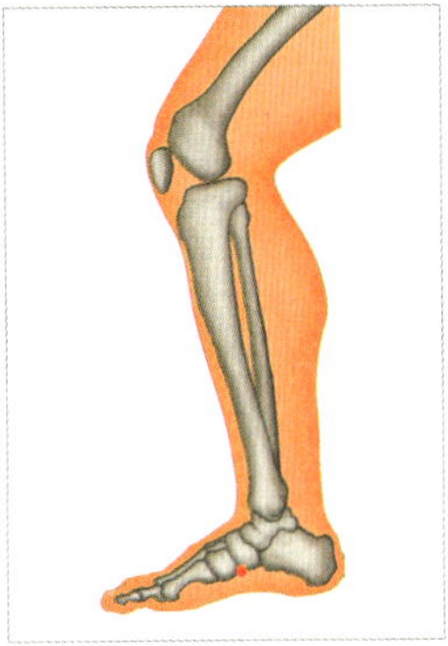

少商+然谷

搭配功效

少商穴与然谷穴一起使用，对咽喉肿痛、咽喉炎以及由此引发的失音症状有一定的改善作用。

古方疗法

《针灸甲乙经》：热病象疟，振栗鼓颔，腹胀睥睨，喉中鸣，少商主之。

《刺灸心法要诀》：然谷主治喉痹风，咳血足心热遗精，疝气温疟多渴热。

风池+率谷

头痛

风池穴

穴位归经 足少阳胆经

准确定位

在颈后区枕骨之下，胸锁乳突肌上端与斜方肌上端之间的凹陷中。

经穴用法

◎按摩法：食指按揉两侧风池穴各1分钟。

◎灸法：艾条灸5～10分钟或药物天灸。

特殊功效

风池穴有祛风解毒、通利官窍的功效，对头痛、目赤肿痛、感冒、鼻塞、鼻渊、鼻衄、颈项强痛等有治疗作用。

率谷穴

穴位归经 足少阳胆经

准确定位

在头部，耳尖直上入发际1.5寸，角孙直上方。

经穴用法

◎按摩法：拇指点按或按揉率谷穴1分钟。

◎灸法：间接灸3～5壮，艾条灸5～10分钟。

特殊功效

率谷穴有清热息风、通经活络的功效，对偏头痛、三叉神经痛、面神经麻痹、眩晕、小儿惊风、胃炎、流行性腮腺炎等有治疗作用。

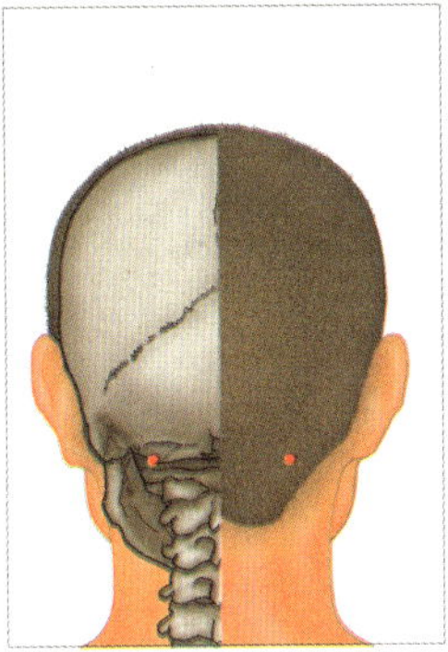

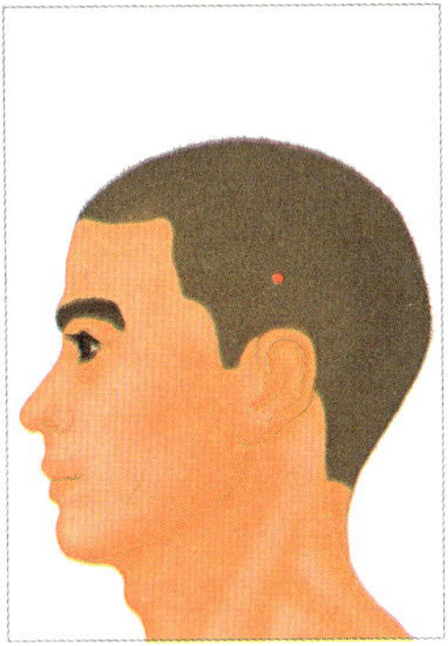

风池+率谷

搭配功效

祛风的风池穴与清热的率谷穴搭配，对风热而致的头痛及感冒、颈痛等症有一定的改善作用。

古方疗法

《刺灸心法要诀》：率谷酒伤吐痰眩，风池主治肺中寒，兼治偏正头疼痛。

《针灸大成》：主洒淅寒热，伤寒温病汗不出，目眩苦，偏正头痛，疟颈项如拔，痛不得回顾。

睛明＋攒竹

各种眼疾

睛明穴

穴位归经 足太阳膀胱经

准确定位

在面部，正当目内眦角的稍上方，在凹陷中处。

经穴用法

按摩法：食指指腹按揉两侧睛明穴1分钟，以产生酸胀感为宜。

特殊功效

睛明穴有明目退翳、祛风清热的功效，对近视、青光眼、结膜炎、视神经萎缩、急性腰痛、坐骨神经痛等有较好的治疗作用。

攒竹穴

穴位归经 足太阳膀胱经

准确定位

在面部，正当两眉头的凹陷中，眶上切迹处。

经穴用法

按摩法：食指点按或按揉两侧攒竹穴1分钟，以产生酸胀感为宜。

特殊功效

攒竹穴有清热散风、活络明目的功效，对近视、泪囊炎、视力减退、目赤肿痛、迎风流泪、眼睑下垂、面瘫、面肌痉挛、口眼歪斜、呃逆、腰痛等有治疗作用。

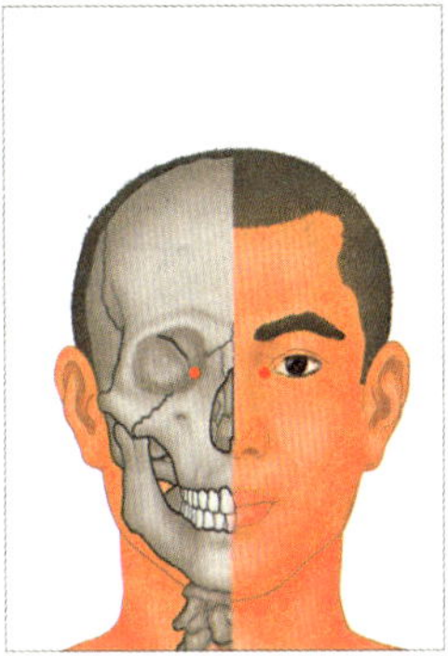

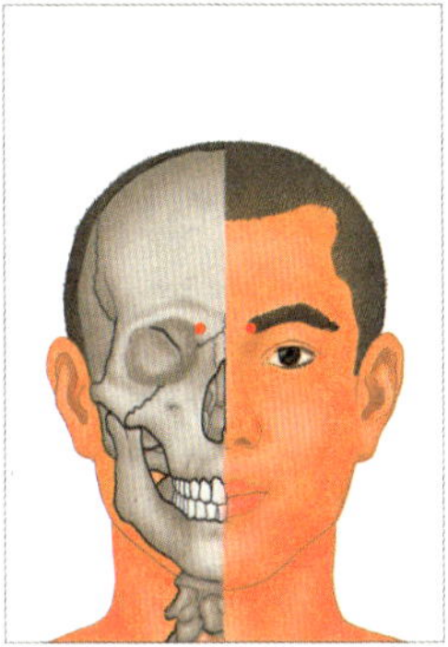

睛明+攒竹

搭配功效

睛明穴和攒竹穴都是分布在眼睛周围的穴位，当眼睛出现如目视不明、迎风流泪、近视、夜盲症、白内障、青光眼、结膜炎等不适症状时，可以同时刺激眼周的这两个穴位进行缓解。

古方疗法

《刺灸心法要诀》：睛明攒竹目昏蒙，迎风流泪眦痒痛，雀目攀睛白翳生。

角孙+丝竹空

白内障

角孙穴

穴位归经 手少阳三焦经

准确定位

在头部，耳尖正对发际处。

经穴用法

◎**按摩法**：点按法、揉法、指摩法。

◎**灸法**：艾炷灸3～5壮，艾条灸10～20分钟。

特殊功效

角孙穴有清热散风、消肿止痛的功效，对目赤肿痛、目翳、流行性腮腺炎、牙痛、牙龈炎、耳鸣、耳聋、偏头痛、眩晕等有治疗作用。

丝竹空穴

穴位归经 手少阳三焦经

准确定位

在面部，额骨颧突外缘，眉梢凹陷中。

经穴用法

◎**按摩法**：食指点按或按揉两侧丝竹空穴1分钟，直至产生酸胀感。

◎**灸法**：间接灸3～5壮，艾条灸5～10分钟。

特殊功效

丝竹空穴有清头明目、散风止痛的功效，对视物不清、两眼昏黄、目眩、目赤肿痛、结膜炎、头痛等有治疗作用。

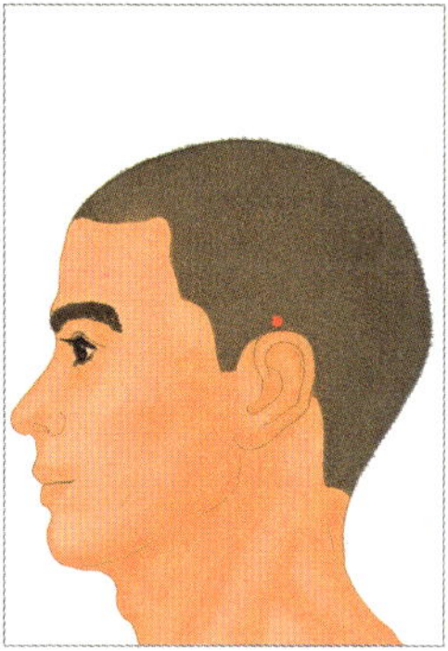

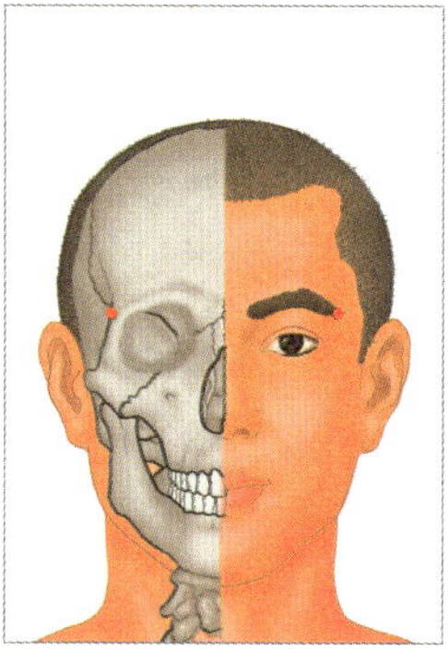

角孙+丝竹空

搭配功效

白内障往往表现为视物模糊、畏光、复视及视物变形等，角孙穴与丝竹空穴并用，可缓解白内障。

古方疗法

《刺灸心法要诀》：角孙惟主目翳生。

《胜玉歌》：目内红痛苦皱眉，丝竹攒竹亦堪医。

《千金方》：丝竹空、通谷，主风痫癫疾，涎沫狂烦满。

翳风+听宫

各种耳疾

翳风穴

穴位归经 手少阳三焦经

准确定位

在颈部，耳垂的后方，在乳突下端前方的凹陷中。

经穴用法

◎按摩法：用揉法、指摩法刺激本穴，或点按1分钟。

◎灸法：艾炷灸3～5壮，艾条灸10～20分钟。

特殊功效

翳风穴有通利耳窍、祛风泻火的功效，对耳鸣、耳聋、口眼歪斜、颊肿等有治疗作用。

听宫穴

穴位归经 手太阳小肠经

准确定位

在面部，耳屏前，下颌骨髁状突的后方，张口有凹陷处。

经穴用法

◎按摩法：食指点按两侧听宫穴30秒，连续多次。

◎灸法：艾炷灸3～5壮，艾条灸5～15分钟。

特殊功效

听宫穴有聪耳开窍、宁神定志的功效，对耳鸣、耳聋、失音、牙关不利等有治疗作用。

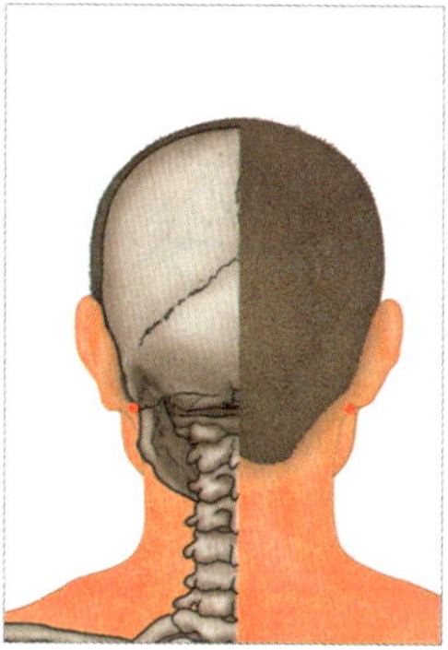

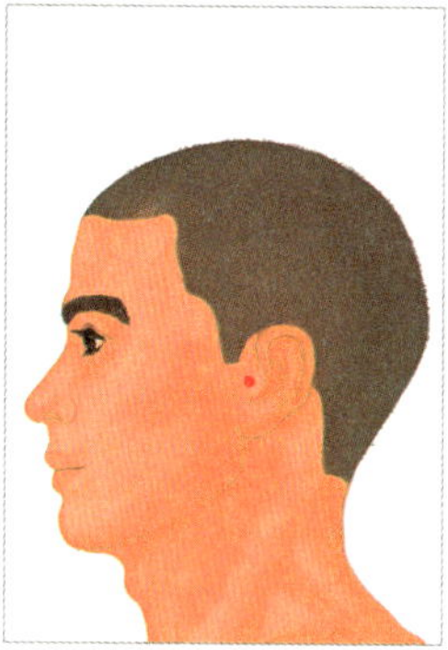

翳风+听宫

搭配功效

具有通利耳窍功效的翳风穴与听宫穴并用，可显著增强其病理功效，对各种耳疾都有治疗作用。

古方疗法

《百症赋》：耳聋气闭，全凭听会、翳风。

《针灸甲乙经》：

◎耳聋填填如无闻，侬侬嘈嘈若蝉鸣，颎颊鸣，听宫主之。

◎癫疾，狂，听宫主之。手足少阳、手太阳之会。

迎香+印堂

各种鼻病

迎香穴

穴位归经 手阳明大肠经

准确定位

在面部，在鼻翼的外缘中点旁，正当鼻唇沟中。

经穴用法

按摩法：用点按法、拿法、推法刺激本穴，或用食指指腹按揉3分钟。

特殊功效

迎香穴有疏风解表、通利鼻窍的功效，对鼻塞、鼻衄、鼻渊、口歪、中风后遗症、面神经麻痹、胆道蛔虫症、便秘、痛经等症有治疗作用。

印堂穴

穴位归经 督脉

准确定位

在面部，两眉毛内侧端的中间凹陷处。

经穴用法

◎按摩法：用擦法、揉法、指推法刺激本穴，或用中指按揉1分钟。

◎灸法：艾条温和灸5～10分钟。

特殊功效

印堂穴有镇惊安神、明目通鼻的功效，对鼻衄、头痛、眩晕、三叉神经痛、癫痫、失眠、小儿惊风等症有治疗作用。

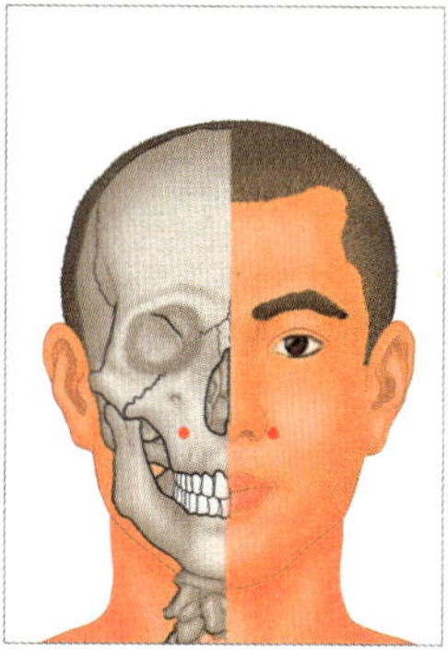

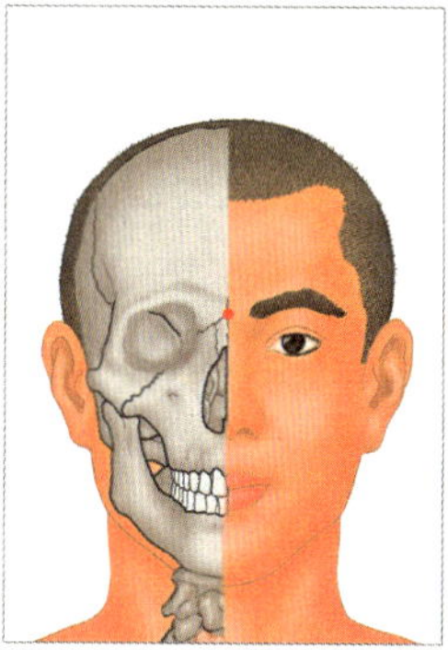

迎香+印堂

搭配功效

迎香穴与印堂穴并用，对各种鼻病，如鼻塞、流涕、流鼻血、鼻炎等症，都有一定的改善作用。

古方疗法

《玉龙歌》：不闻香臭从何治，迎香两穴可堪攻。

《类经图翼》：治鼻渊，取印堂、上星、曲差、风门、合谷。

神门+少冲

心悸

神门穴

穴位归经 手少阴心经

准确定位

在腕前区，腕掌侧远端横纹尺侧端，尺侧腕屈肌腱的桡侧缘。

经穴用法

◎按摩法：用点按法、揉法刺激本穴，或用拇指掐30秒。

◎灸法：艾炷灸1～3壮，艾条灸5～15分钟。

特殊功效

神门穴有宁心安神、通经活络的功效，对心痛、惊悸、胸痛、失眠健忘等有治疗作用。

少冲穴

穴位归经 手少阴心经

准确定位

在手指，小指末节桡侧，指甲根角侧上方0.1寸。

经穴用法

◎按摩法：拇指掐30秒，连续多次，或用拇指、食指捏按数次。

◎灸法：艾炷灸3～5壮，艾条灸5～10分钟。

特殊功效

少冲穴有清热息风、醒神开窍的功效，对心悸、胸胁痛、癫狂、热病等有一定的治疗作用。

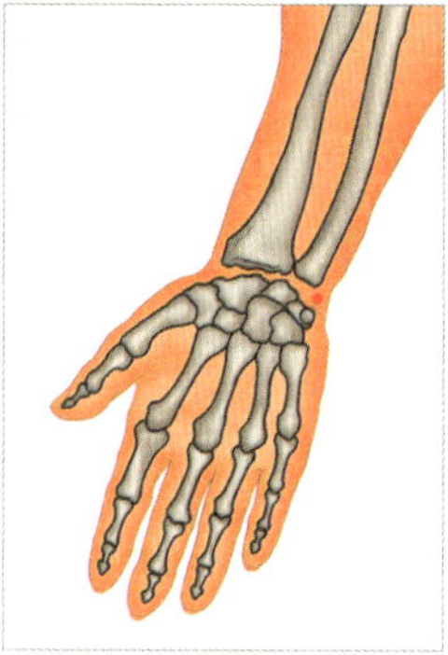

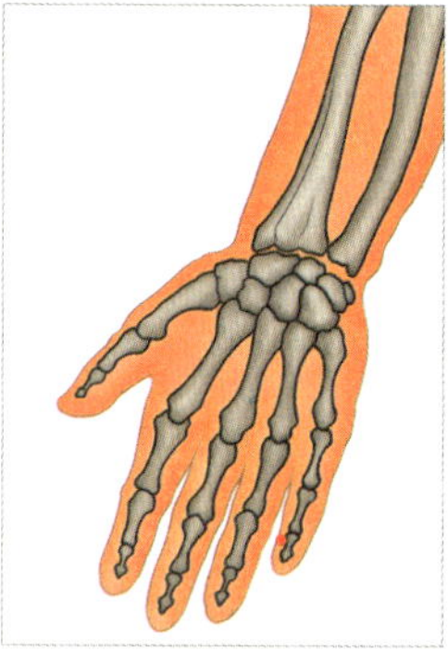

神门+少冲

搭配功效

神门穴与少冲穴并用，对心经上的各种疾病，如心悸以及各种精神疾病都有一定的治疗作用。

古方疗法

《刺灸心法要诀》：

◎神门主治悸怔忡，呆痴中恶恍惚惊。

◎少冲主治心胆虚，怔忡癫狂不可遗。

《针灸甲乙经》：遗尿，关门及神门、委中主之。

膻中＋巨阙

胸口痛

膻中穴

穴位归经 任脉

准确定位

在胸部，前正中线上，平第4肋间，两乳头连线的中点。

经穴用法

◎按摩法：用拿法、按法刺激本穴，或用食指点揉1分钟。

◎灸法：艾炷灸3～7壮，艾条灸5～15分钟。

特殊功效

膻中穴有宽胸理气、宁心安神的功效，对心悸、心绞痛、咳嗽、哮喘等有治疗作用。

巨阙穴

穴位归经 任脉

准确定位

在上腹部，当前正中线上，位于脐中直上6寸处。

经穴用法

◎按摩法：拇指点按或按揉1分钟，以有酸胀感为宜。

◎灸法：艾炷灸3～5壮，艾条灸5～10分钟。

特殊功效

巨阙穴有宽胸利膈、宁心安神的功效，对胸痛、心痛、心烦、惊悸、癫痫等有治疗作用。

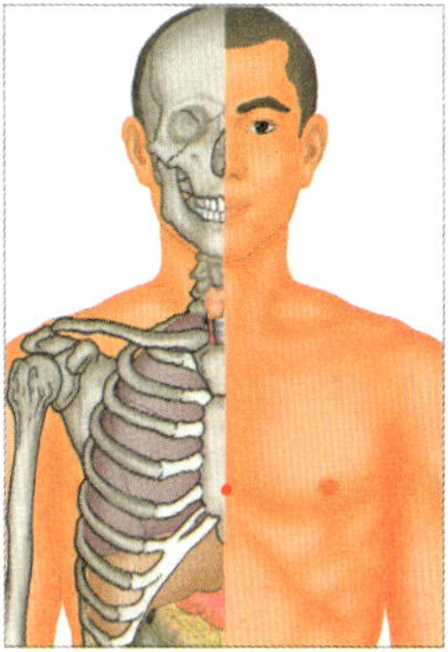

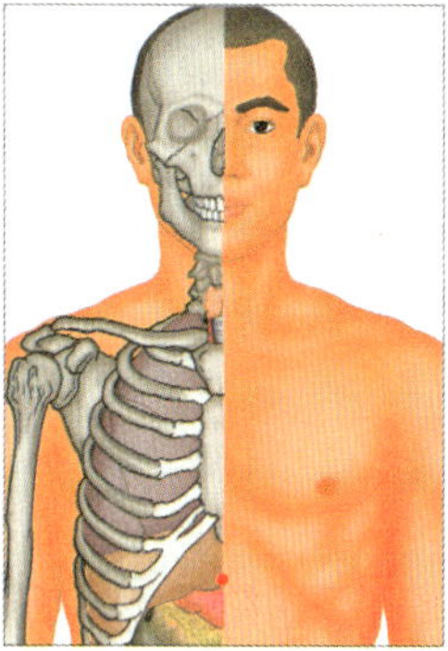

膻中+巨阙

搭配功效

位于胸腹部的膻中穴和巨阙穴并用，对胸口疼痛、胸闷、心悸等症状有治疗作用。

古方疗法

《胜玉歌》：噎气吞酸食不投，膻中七壮除膈热。

《刺灸心法要诀》：巨阙九种心疼病，痰饮吐水息贲宁。

丘墟+阴陵泉

胸胁痛、胀痛

丘墟穴

穴位归经 足少阳胆经

准确定位

在足外踝的前下方，在趾长伸肌腱的外侧凹陷处。

经穴用法

◎按摩法：拇指点按或按揉丘墟穴1分钟，以皮肤产生微热感为宜。

◎灸法：艾炷灸3～7壮，艾条5～15分钟。

特殊功效

丘墟穴有清肝明目、通经活络的功效，对胸胁痛、胆囊炎、胆结石、外踝肿痛等有治疗作用。

阴陵泉穴

穴位归经 足太阴脾经

准确定位

在小腿内侧，胫骨内侧髁下缘与胫骨内侧缘之间的凹陷中。

经穴用法

◎按摩法：用点按法、揉法、指推法刺激本穴，或手握空拳敲打数分钟。

◎灸法：艾炷灸5～9壮，艾条灸5～10分钟。

特殊功效

阴陵泉穴有健脾理气、通经活络的功效，对尿频等有治疗作用。

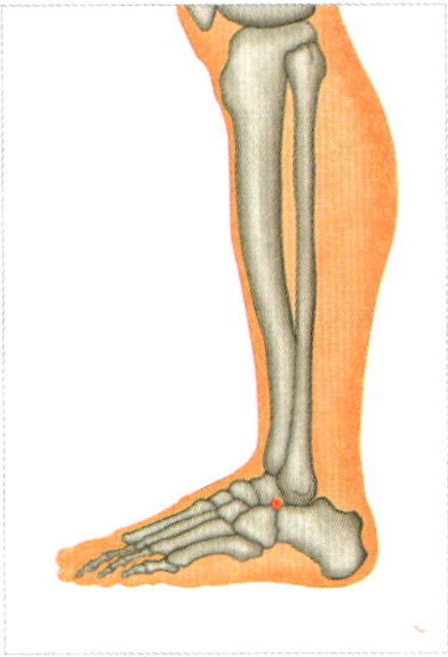

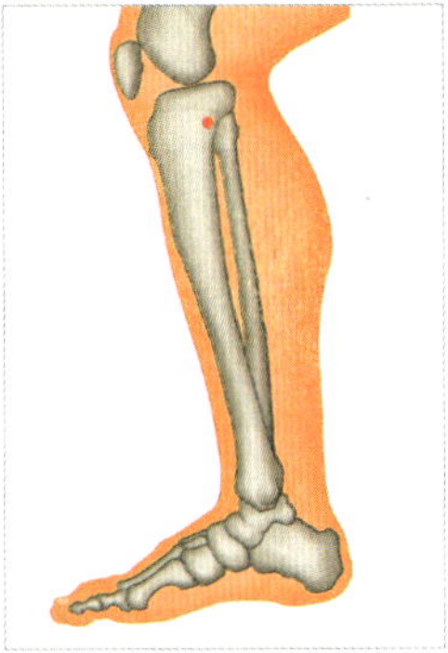

丘墟+阴陵泉

搭配功效

丘墟穴与阴陵泉穴并用，可以缓解胸胁疼痛、胀痛。

古方疗法

《刺灸心法要诀》：

◎丘墟主治胸胁痛，牵引腰腿髀枢中，小腹外肾脚腕痛，转筋足胫不能行。

◎阴陵泉治胁腹满。

期门+至阳

肝胆疾病

期门穴

穴位归经　足厥阴肝包经

准确定位

在胸部，当第6肋间隙，在前正中线旁开4寸处。

经穴用法

◎按摩法：拇指点按两侧期门穴1分钟，以有酸胀感为度。

◎灸法：艾炷灸3～5壮，艾条灸5～10分钟。

特殊功效

期门穴有理气活血、健脾疏肝的功效，对胆囊炎、乳痈、抑郁症、胸胁胀痛等有治疗作用。

至阳穴

穴位归经　督脉

准确定位

在背部，位于脊柱区，当第7胸椎棘突下凹陷中。

经穴用法

◎按摩法：拇指点按两侧至阳穴1分钟。

◎灸法：直接灸或隔姜灸3～7壮，温和灸5～10分钟。

特殊功效

至阳穴有利胆退黄、利膈宽胸的功效，对黄疸、胆囊炎、胆绞痛、腰背强痛等有治疗作用。

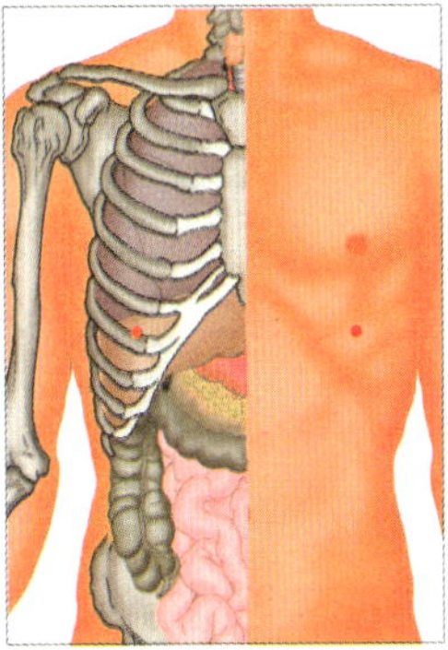

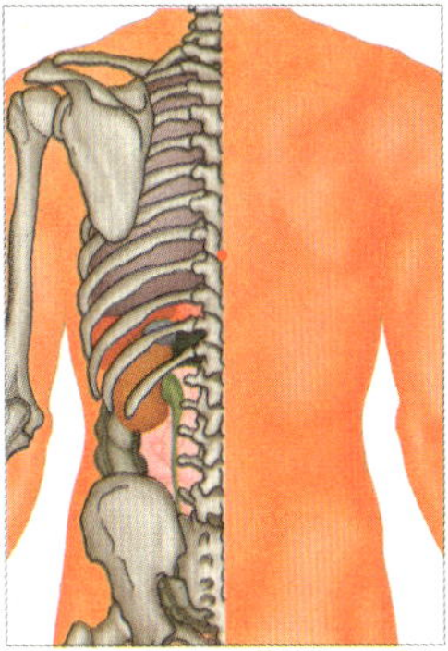

期门＋至阳

搭配功效

期门穴与至阳穴并用，能缓解肝胆疾病。

古方疗法

《针灸甲乙经》：伤食胁下满，不能转展反侧，目青而呕，期门主之。

《玉龙歌》：至阳亦治黄疸病，先补后泻效分明。

《针灸大成》：胸连胁痛，期门、章门、丘墟、行间、涌泉。

天枢+公孙

腹中肿瘤

天枢穴

穴位归经 足阳明胃经

准确定位

在腹部，横平脐中，当前正中线旁开2寸处。

经穴用法

◎按摩法：指揉法、点按法。

◎灸法：艾炷灸3～5壮，艾条灸15～30分钟或药物天灸。

特殊功效

天枢穴有调中和胃、理气健脾的功效，对腹胀、肠鸣、绕脐痛、便秘、泄泻、痢疾、月经不调等有治疗作用。

公孙穴

穴位归经 足太阴脾经

准确定位

在跖区，第1跖骨底的前下缘，在赤白肉际处。

经穴用法

◎按摩法：用点按法刺激本穴，或用拇指掐30秒，连续多次。

◎灸法：艾炷灸3～5壮，艾条灸5～10分钟。

特殊功效

公孙穴有健脾和胃、调理冲任的功效，对胃脘痛、胃脘满闷、腹痛、泄泻、便血、胸闷、月经不调等有治疗作用。

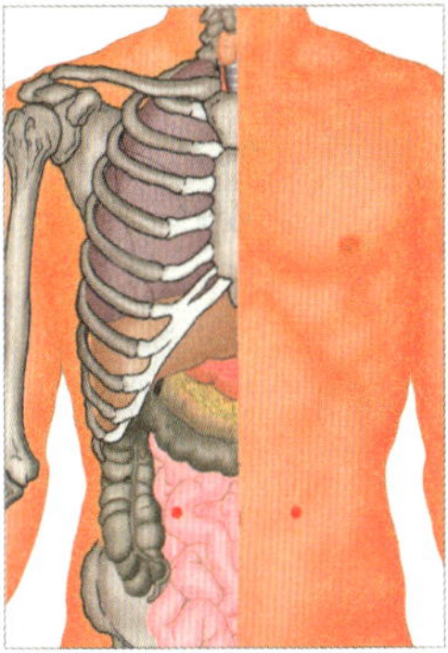

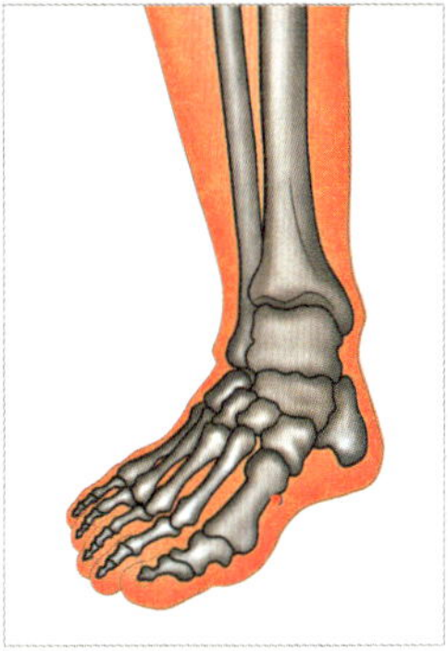

天枢+公孙

搭配功效

天枢穴与公孙穴一起使用，可有效缓解腹中肿瘤症状。

古方疗法

《刺灸心法要诀》：

◎天枢主灸脾胃伤，脾泻痢疾甚相当，兼灸鼓胀癥瘕病，艾火多加病必康。

◎公孙主治痰壅膈，肠风下血积块疴，兼治妇人气蛊病，先补后泻自然瘥。

承浆+带脉

疝气

承浆穴

穴位归经 任脉

准确定位

在面部，颏唇沟的正中，按压时有凹陷处即是。

经穴用法

按摩法：拇指掐30秒，连续多次；或食指点按1分钟。

特殊功效

承浆穴有祛风通络、疏调任督的功效，对口眼歪斜、面肿、脑血管疾病后遗症、牙痛、口舌生疮、消渴、小便不禁、癫痫等有治疗作用。

带脉穴

穴位归经 足少阳胆经

准确定位

在侧腹部，章门下1.8寸，第11肋游离端下方垂线与脐水平线的交点上。

经穴用法

◎按摩法：点法、按法、揉法。

◎灸法：直接灸3~7壮，温和灸5~15分钟。

特殊功效

带脉穴有健脾调经、通经止痛的功效，对疝气、腹痛、闭经、月经不调等有治疗作用。

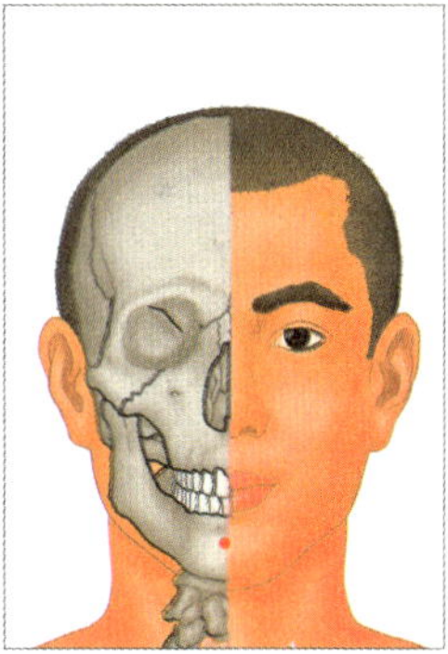

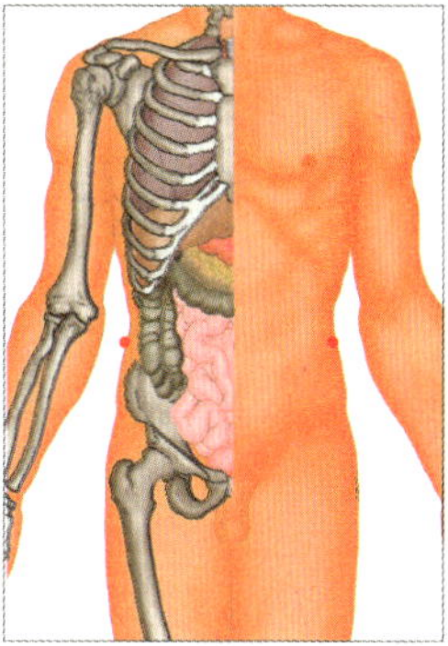

承浆+带脉

搭配功效

疝气往往表现为下腹部坠胀、胀气、腹痛、便秘，承浆穴和带脉穴并用，可缓解疝气症状。

古方疗法

《刺灸心法要诀》：

◎承浆主治男七疝，女子瘕聚儿紧唇，偏风不遂刺之效，消渴牙疳灸功深。

◎带脉主灸一切疝，偏坠木肾尽成功，兼灸妇人浊带下，丹田温暖自然停。

日月+意舍

呕吐

日月穴

穴位归经 足少阳胆经

准确定位

在上腹部，乳头下方，第7肋间隙，前正中线旁开4寸。

经穴用法

◎按摩法：拇指点按两侧日月穴1分钟。

◎灸法：直接灸3～7壮，温和灸5～10分钟。

特殊功效

日月穴有疏肝理气、降逆止呕的功效，对呃逆、呕吐、吞酸、胁肋疼痛、胃脘痛、黄疸等有一定的治疗作用。

意舍穴

穴位归经 足太阳膀胱经

准确定位

在背部脊柱区，第11胸椎棘突下，后正中线旁开3寸。

经穴用法

◎按摩法：点按法、揉法、拿法、推法。

◎灸法：艾炷灸3～5壮，艾条灸5～10分钟。

特殊功效

意舍穴有健脾化湿、和胃利胆的功效，对呕吐、泄泻、腹胀、腹痛、肠鸣、胃脘痛、消渴病等有一定的治疗作用。

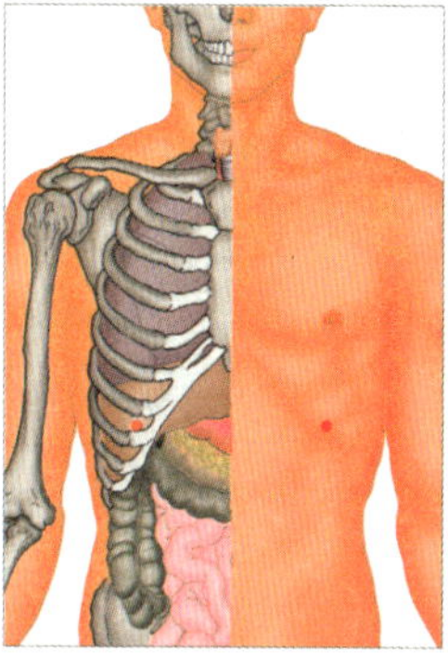 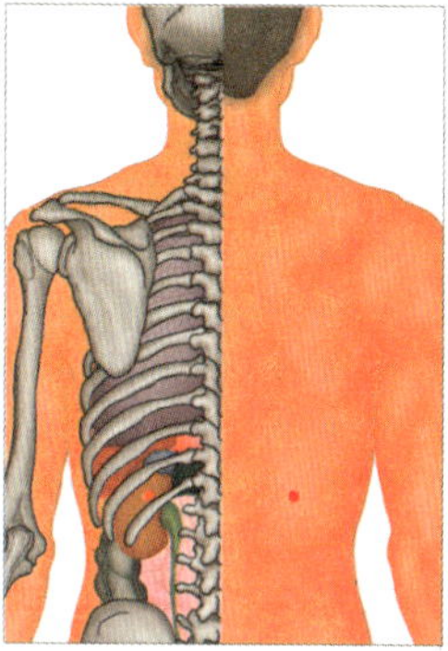

日月+意舍

搭配功效

日月穴对呕吐、吞酸有一定的治疗作用，意舍穴对呕吐也有治疗作用，两者并用具有显著的止呕吐功效。

古方疗法

《刺灸心法要诀》：

◎呕吐吞酸灸日月。

◎意舍主治胁满痛，兼疗呕吐立时宁。

照海+支沟

便秘

照海穴

穴位归经　足少阴肾经

准确定位

在足内侧，内踝尖下1寸，内踝下缘边际凹陷中。

经穴用法

◎按摩法：用揉法、掐法刺激本穴，或用拇指点按1分钟。

◎灸法：艾炷灸3～5壮，艾条灸5～10分钟。

特殊功效

照海穴有滋阴调经、息风安神的功效，对便秘、小便不利、咽喉干痛等有治疗作用。

支沟穴

穴位归经　手少阳三焦经

准确定位

在前臂后区，阳池与肘尖的连线上，腕背侧远端横纹上3寸，尺骨与桡骨之间。

经穴用法

◎按摩法：用拇指点按1分钟。

◎灸法：艾炷灸3～5壮，艾条灸10～20分钟或药物天灸。

特殊功效

支沟穴有清热理气、降逆通便的功效，对便秘等有治疗作用。

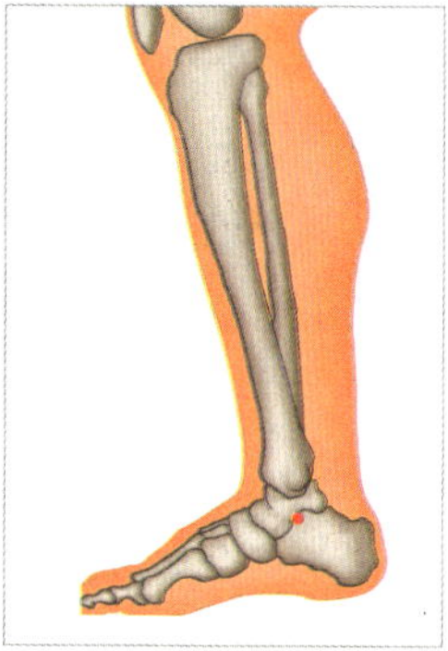

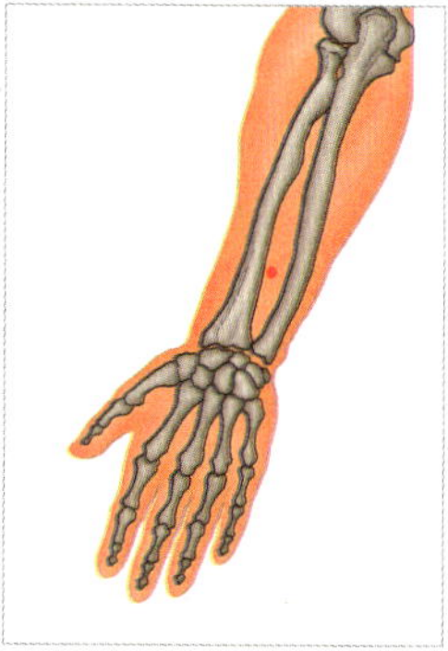

照海+支沟

搭配功效

照海穴有改善便秘的作用，支沟穴也有改善便秘、腹胀的作用，两者一起使用可明显缓解便秘症状。

古方疗法

《玉龙歌》：大便闭结不能通，照海分明在足中，更把支沟来泻动，方知妙穴有神功。

《通玄指要赋》：四肢之懈惰，凭照海以消除。

悬钟＋阴谷

腹胀

悬钟穴

穴位归经　足少阳胆经

准确定位

在小腿外侧，于外踝尖上3寸，当腓骨前缘处。

经穴用法

◎按摩法：拇指按揉3分钟，或手握空拳敲打数分钟。

◎灸法：直接灸3～7壮，温和灸5～15分钟。

特殊功效

悬钟穴有通经活络、舒筋止痛的功效，对腰腿痛、坐骨神经痛、半身不遂、脚气、颈项强痛、颈椎病等有治疗作用。

阴谷穴

穴位归经　足少阴肾经

准确定位

在腘窝内侧，腘横纹上，半腱肌肌腱与半膜肌腱之间。

经穴用法

◎按摩法：用揉法、指推法刺激本穴，或用拇指点按1分钟。

◎灸法：艾炷灸3～5壮，艾条灸5～10分钟。

特殊功效

阴谷穴有益肾调经、理气止痛的功效，对胃炎、肠炎、阳痿、遗精、疝气等有治疗作用。

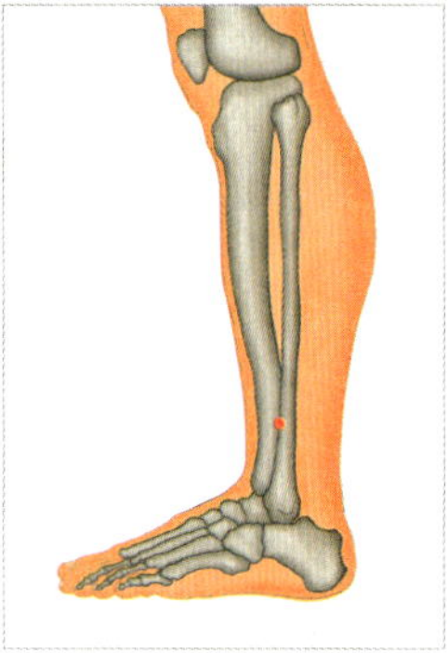

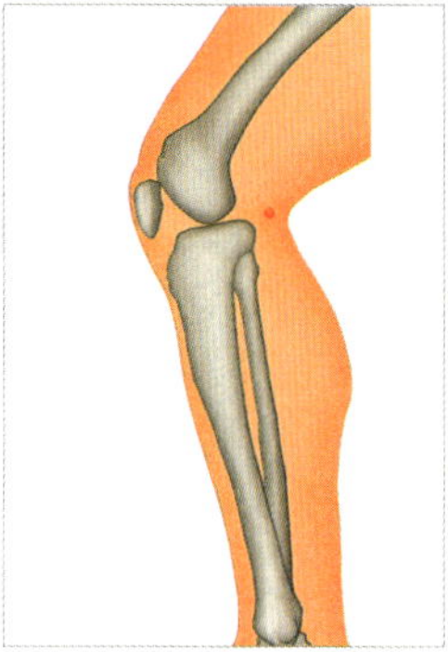

悬钟+阴谷

搭配功效

对于胃虚有火引起的腹胀，按揉悬钟穴和阴谷穴有一定的改善作用。

古方疗法

《刺灸心法要诀》：

◎悬钟主治胃热病，腹胀肋痛脚气疼。

◎阴谷舌纵口流涎，腹胀烦满小便难。

《类经图翼》：悬钟主治颈项痛，手足不收，腰膝痛，脚气筋骨挛。

水分+阴交

水肿、腹泻

水分穴

穴位归经 | 任脉

准确定位

在上腹部，当前正中线上，位于脐中直上1寸处。

经穴用法

◎按摩法：拇指按揉1分钟，连续多次，直至皮肤产生热感。

◎灸法：艾炷灸3～7壮，艾条灸5～15分钟。

特殊功效

水分穴有健脾化湿、利水消肿的功效，对水肿、腹痛、腹胀、肠鸣、泄泻等有治疗作用。

阴交穴

穴位归经 | 任脉

准确定位

在下腹部，当前正中线上，位于脐中直下1寸处。

经穴用法

◎按摩法：拇指按揉3分钟，连续多次，直至皮肤产生热感。

◎灸法：艾炷灸3～7壮，艾条灸5～15分钟。

特殊功效

阴交穴有温肾益精、调理冲任的功效，对腹满水肿、绕脐冷痛、疝气等症有一定的治疗作用。

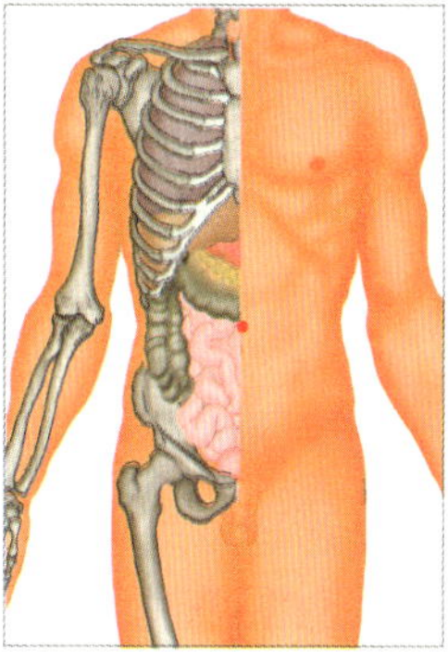

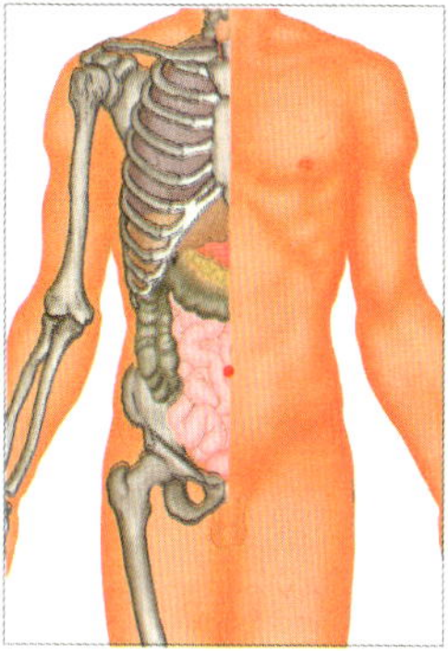

水分+阴交

搭配功效

有利水消肿、缓解腹泻功效的水分穴和阳交穴并用，可改善身体的水分代谢，缓解水肿、腹泻的症状。

古方疗法

《玉龙歌》：水病之疾最难熬，腹满虚胀不肯消，先灸水分并水道，后针三里及阴交。

《普济方》：阴交灸不及针……针入八分，得气即泻，泻后宜补。

阳池+太溪

消渴病

阳池穴

穴位归经 手少阳三焦经

准确定位

在腕部，腕背侧远端横纹上，指伸肌腱的尺侧缘凹陷中。

经穴用法

◎按摩法：采用点按法、揉法、掐法刺激本穴，左右穴都做。

◎灸法：间接灸3~5壮，艾条灸5~10分钟。

特殊功效

阳池穴有和解少阳、益阴增液的功效，对腕痛、流行性感冒、扁桃体炎等有治疗作用。

太溪穴

穴位归经 足少阴肾经

准确定位

在踝区，内踝尖与跟腱之间，按压有凹陷处即是。

经穴用法

◎按摩法：拇指点按1分钟，连续3次，以产生酸胀感为佳。

◎灸法：艾炷灸3~5壮，艾条灸5~10分钟。

特殊功效

太溪穴有滋阴益肾、壮阳强腰的功效，对遗精、阳痿、小便频数等有一定的治疗作用。

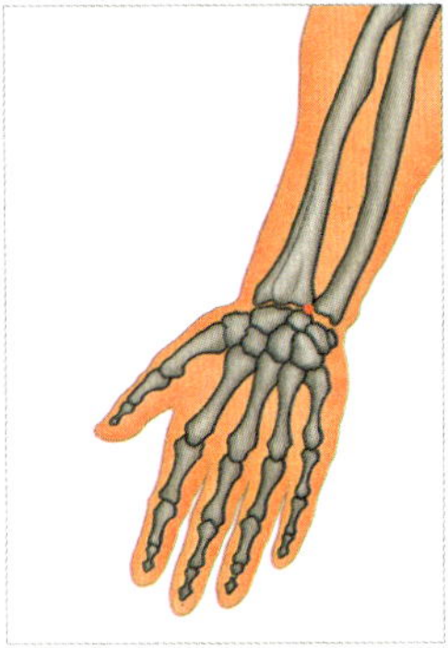

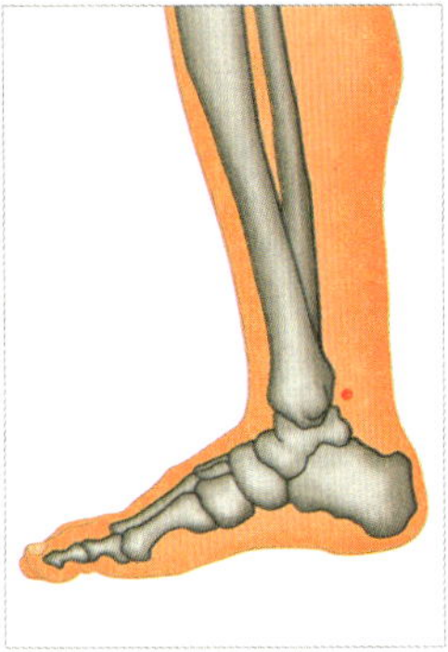

阳池+太溪

搭配功效

消渴症主要表现为多饮、多尿、多食、体重减轻等。阳池穴和太溪穴并用，可缓解消渴症状。

古方疗法

《刺灸心法要诀》：

◎阳池主治消渴病，口干烦闷疟热寒。

◎太溪主治消渴病，兼治房劳不称情。

《针灸大成》：太溪主久疟咳逆，心痛如锥刺，心脉沉，手足寒至节。

关元+大赫

各种男性疾病

关元穴

穴位归经 任脉

准确定位

在下腹部，当前正中线上，位于脐中下3寸处。

经穴用法

◎按摩法：用拇指按揉3分钟。

◎灸法：艾炷灸3~7壮，艾条灸10~15分钟。

特殊功效

关元穴有培元固本、补益下焦的功效，对脑卒中、虚劳冷疲、羸瘦无力、小腹疼痛、霍乱吐泻等有治疗作用。

大赫穴

穴位归经 足少阴肾经

准确定位

在下腹部，当脐中下4寸，在前正中线旁开0.5寸处。

经穴用法

◎按摩法：用点按法、揉法、掌推法刺激本穴，左右穴都做。

◎灸法：艾炷灸3~5壮，艾条灸5~10分钟。

特殊功效

大赫穴有益肾助阳、调经止带的功效，对遗精、早泄、阳痿、月经不调等有治疗作用。

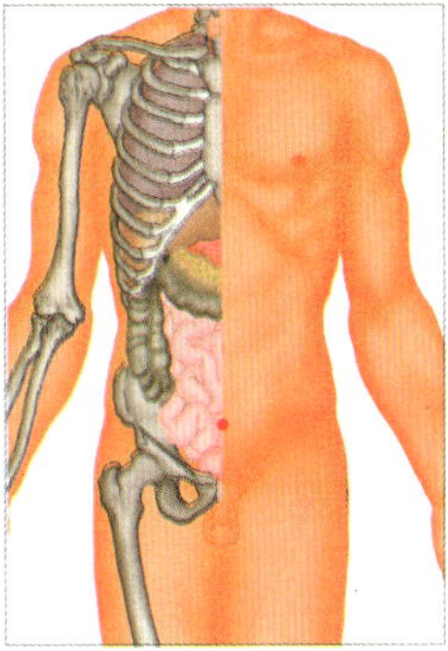 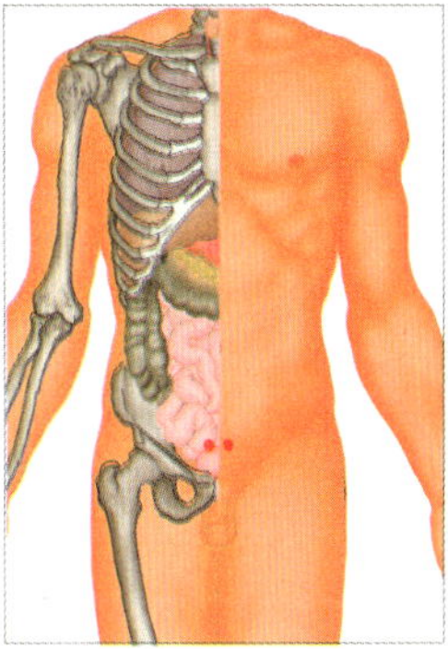

关元+大赫

搭配功效

关元穴与大赫穴并用，对阳痿、早泄、遗精等男性疾病有改善作用。

古方疗法

《刺灸心法要诀》：关元诸虚泻浊遗。

《针灸甲乙经》：男子精溢，阴上缩，大赫主之。

中封+曲泉

遗精

中封穴

穴位归经 足厥阴肝经

准确定位

在踝区，内踝前下方，商丘与解溪连线上，胫骨前肌肌腱的内侧缘凹陷中。

经穴用法

◎按摩法：拇指按揉3分钟，连续3次，以皮肤产生温热感为宜。

◎灸法：艾炷灸3～5壮，艾条灸5～10分钟。

特殊功效

中封穴有疏肝健脾、理气消疝、舒筋通络的功效，对遗精等有效。

曲泉穴

穴位归经 足厥阴肝经

准确定位

在膝部，腘横纹内侧端，半腱肌肌腱、半膜肌肌腱前缘凹陷中。

经穴用法

◎按摩法：用点按法、指推法、揉法刺激本穴，或手握空拳敲打数分钟。

◎灸法：艾炷灸3～5壮，艾条灸5～10分钟。

特殊功效

曲泉穴有疏肝理气、调经止带的功效，对遗精等有治疗作用。

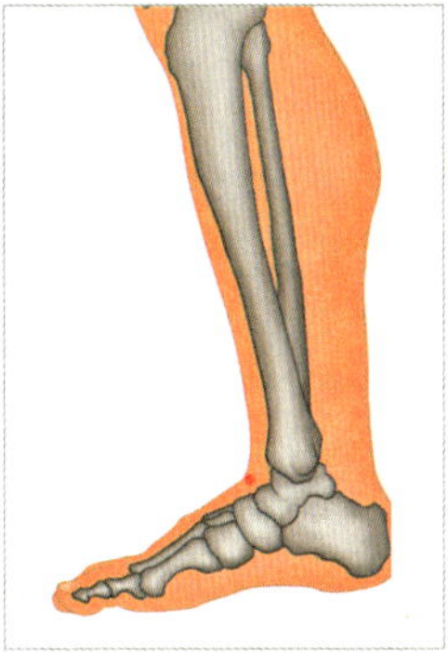

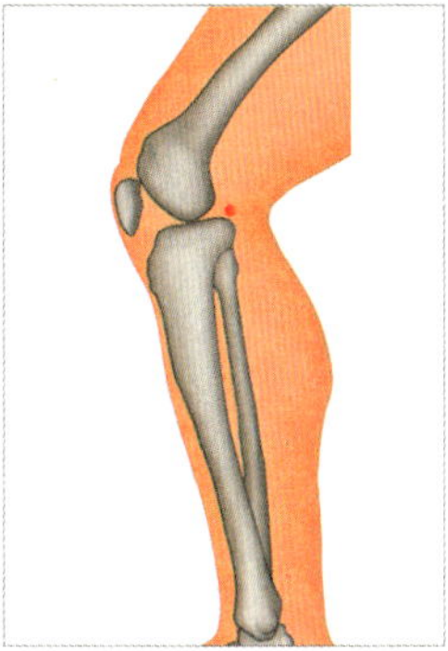

中封+曲泉

搭配功效

中封穴与曲泉穴并用，对缓解遗精症状有很大的帮助。

古方疗法

《刺灸心法要诀》：

◎中封主治遗精病，阴缩五淋溲便难，鼓胀瘿气随年灸，三里合灸步履艰。

◎曲泉贵疝阴股痛，足膝胫冷久失精。

膀胱俞+肾俞

泌尿系统疾病

膀胱俞穴

穴位归经 足太阳膀胱经

准确定位

在骶部，横平第2骶后孔，骶正中嵴旁开1.5寸处。

经穴用法

◎**按摩法：** 用点按法、揉法、指推法以及一指禅法。

◎**灸法：** 艾炷灸5～7壮，艾条灸5～10分钟。

特殊功效

膀胱俞穴有清热利湿、通淋止痛的功效，对小便不利、遗尿、腰脊强痛等有治疗作用。

肾俞穴

穴位归经 足太阳膀胱经

准确定位

在腰部，第2腰椎棘突下，后正中线旁开1.5寸处。

经穴用法

◎**按摩法：** 用点按法、揉法、指推法以及一指禅法。

◎**灸法：** 艾炷灸5～7壮，艾条灸5～10分钟。

特殊功效

肾俞穴有益肾助阳、纳气利水的功效，对遗尿、小便不利、水肿、腰痛等有治疗作用。

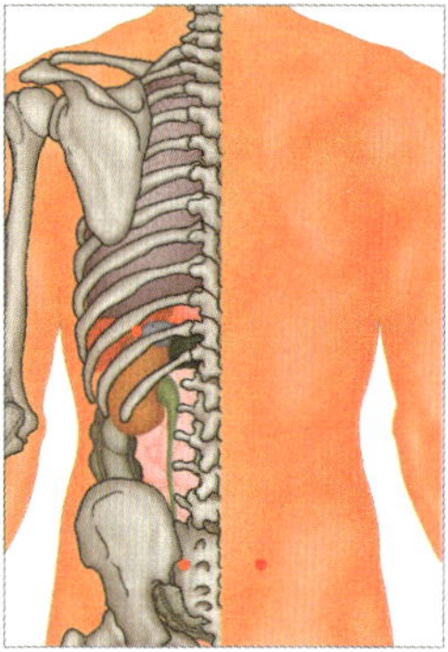

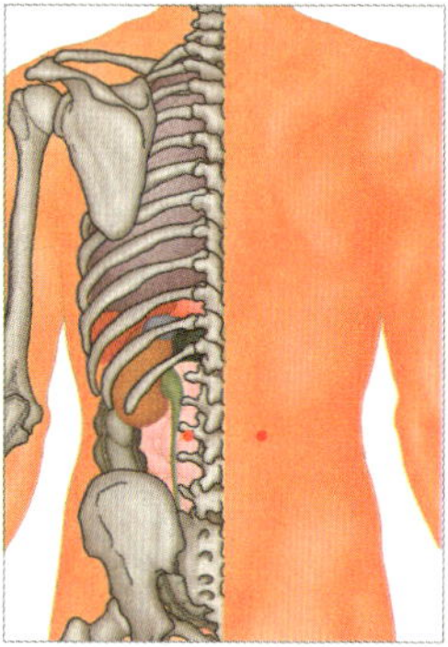

膀胱俞+肾俞

搭配功效

膀胱俞穴与肾俞穴都是膀胱经上的穴位，对膀胱不适引起的泌尿系统疾病有治疗作用。

古方疗法

《刺灸心法要诀》：膀胱俞治小便难，少腹胀痛不能安。

《胜玉歌》：肾败腰疼小便频，督脉两旁肾俞除。

阴交＋中极

各种妇科疾病

阴交穴

穴位归经　任脉

准确定位

在下腹部，当前正中线上，位于脐中直下1寸处。

经穴用法

◎按摩法：用拇指按揉3分钟。

◎灸法：艾炷灸3～7壮，艾条灸5～15分钟。

特殊功效

阴交穴有温肾益精、调理冲任的功效，对阴部瘙痒、带下、产后恶露不止、腹满水肿、泄泻、腰膝拘挛等有治疗作用。

中极穴

穴位归经　任脉

准确定位

在下腹部，当前正中线上，位于脐中直下4寸处。

经穴用法

◎按摩法：用拇指按揉3分钟。

◎灸法：艾炷灸3～7壮，艾条灸5～15分钟。

特殊功效

中极穴有益肾助阳、通经止带的功效，对月经不调、痛经带下、闭经、阴部瘙痒、崩漏等有一定的治疗作用。

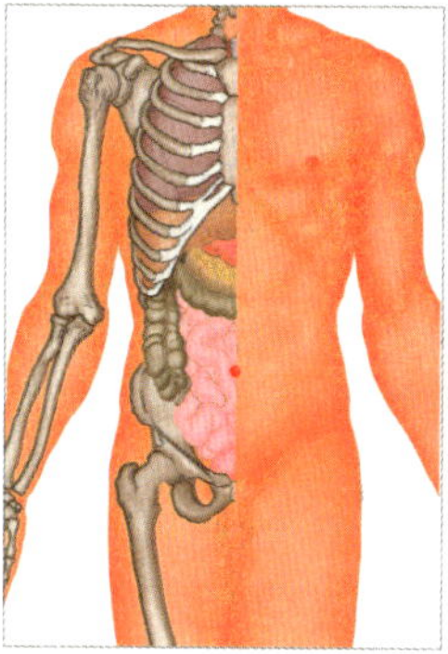

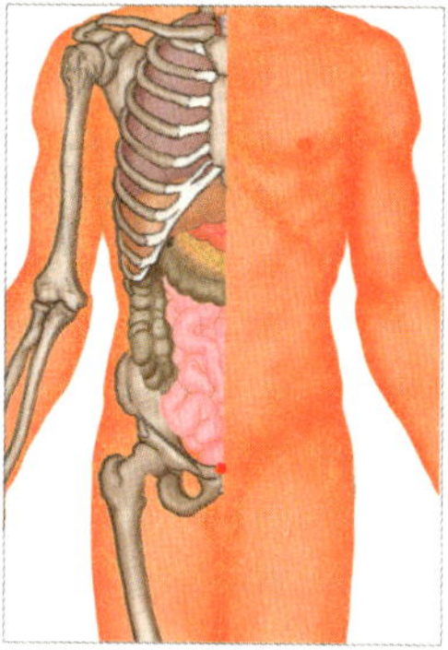

阴交+中极

搭配功效

阴交穴与中极穴并用，可调理妇科疾病。

古方疗法

《穴性赋》：中极关元妇人血症为主，气海阴交施功效亦同。

《针灸甲乙经》：中极足三阴、任脉之会。

《类经图翼》：中极孕妇不可灸。

血海+隐白

月经淋漓不尽

血海穴

穴位归经 足太阴脾经

准确定位

在股前区，髌底内侧端上2寸，股内侧肌隆起处。

经穴用法

◎按摩法：用点按法、揉法、指推法刺激本穴，或手握空拳敲击3分钟。

◎灸法：艾炷灸5～9壮，艾条灸5～10分钟。

特殊功效

血海穴有健脾化湿、调经统血的功效，对痛经、闭经、湿疹等有治疗作用。

隐白穴

穴位归经 足太阴脾经

准确定位

在足趾，大趾末节内侧，趾甲根角侧后方0.1寸。

经穴用法

◎按摩法：拇指掐1分钟。

◎灸法：艾炷灸3～7壮，艾条灸10～15分钟，用于止血。

特殊功效

隐白穴有调经统血、健脾回阳的功效，对月经过多、癫狂、便血、尿血等有治疗作用。

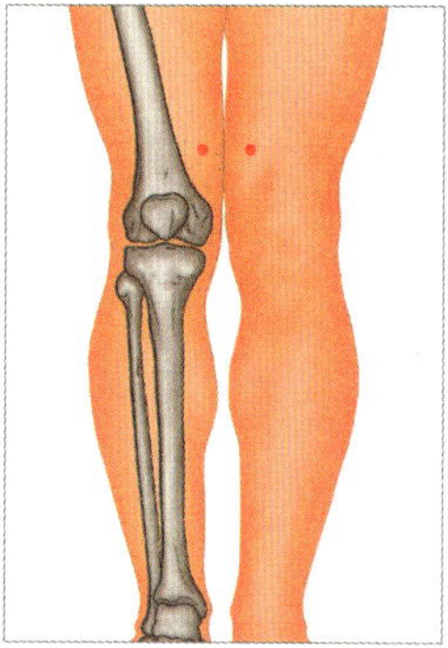

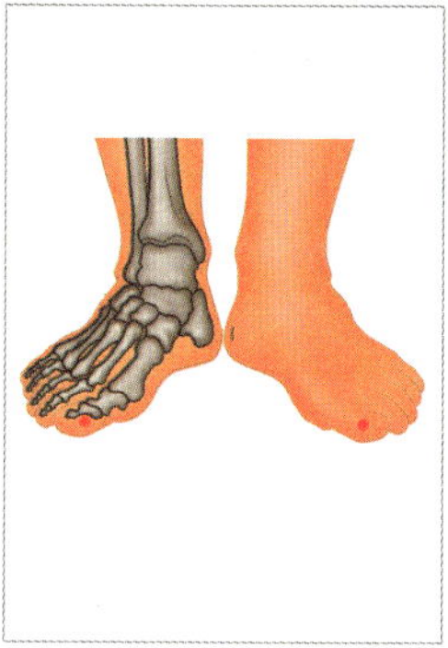

血海+隐白

搭配功效

血海穴与隐白穴并用，可调经止带，对月经淋漓不尽有改善作用，是女性常用的经典双穴搭配。

古方疗法

《刺灸心法要诀》：血海主治诸血疾，兼治诸疮病自轻。

《香灸歌诀》：带血崩漏真可恼，常灸隐白三阴交。

后溪+通里

流行性感冒

后溪穴

穴位归经 手太阳小肠经

准确定位

在手内侧，第5掌指关节尺侧近端赤白肉际凹陷中。

经穴用法

◎按摩法：拇指点按1分钟，连续多次。

◎灸法：艾炷灸1~3壮，艾条灸5~15分钟。

特殊功效

后溪穴有清心安神、通经活络的功效，对头项强痛、失眠、疟疾、手指及肘臂挛急、脑卒中、痫证等有治疗作用。

通里穴

穴位归经 手少阴心经

准确定位

在前臂前区，腕掌侧远端横纹上1寸，尺侧腕屈肌腱的桡侧缘。

经穴用法

◎按摩法：拇指按揉3分钟左右。

◎灸法：艾炷灸1~3壮，艾条灸5~10分钟。

特殊功效

通里穴有安神定志、通经活络的功效，对泄泻、痢疾、便秘、疝气、支气管炎、阳痿、眼部充血等有治疗作用。

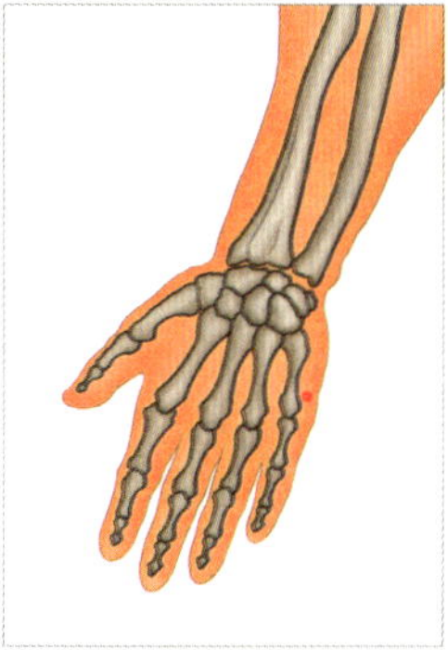

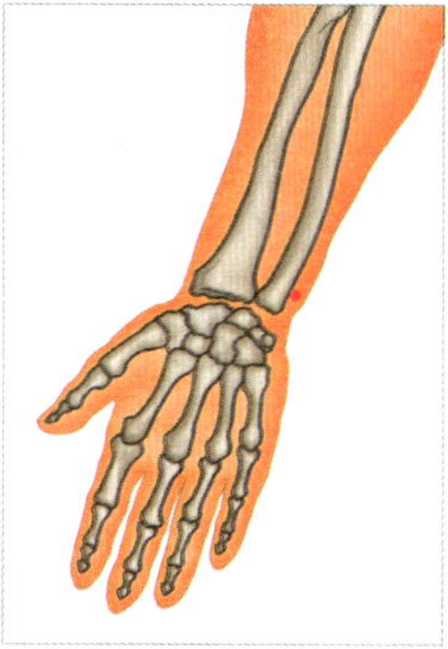

后溪+通里

搭配功效

流行性感冒往往表现为高热、全身肌肉酸痛、体乏无力等。后溪穴和通里穴并用可预防、缓解各种流行性感冒。

古方疗法

《玉龙歌》：时行疟疾最难禁……若把后溪穴寻得，多加艾火即时轻。

《刺灸心法要诀》：通里主治温热病。

大椎＋曲池

风热感冒

大椎穴

穴位归经　督脉

准确定位

在后正中线上，第7颈椎棘突下凹陷中。

经穴用法

◎**按摩法**：点法、按法、揉法、指推法、一指禅法。

◎**灸法**：艾炷灸3～5壮，艾条灸5～10分钟。

特殊功效

大椎穴有解表清热、截疟止痫的功效，对热病、中暑、咳嗽、气喘、脊痛、项强、落枕、癫狂等有治疗作用。

曲池穴

穴位归经　手阳明大肠经

准确定位

在肘横纹外侧端，屈肘，即尺泽与肱骨外侧髁连线的中点。

经穴用法

◎**按摩法**：点按法、揉法、拿法、推法。

◎**灸法**：艾炷灸5～7壮，艾条灸10～20分钟。

特殊功效

曲池穴有疏风清热、调和营卫的功效，对咽痛、目赤肿痛、牙痛、半身不遂、膝关节肿痛、头痛等有治疗作用。

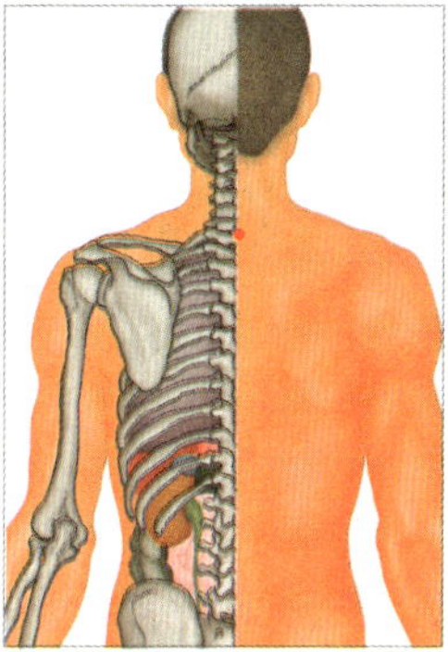

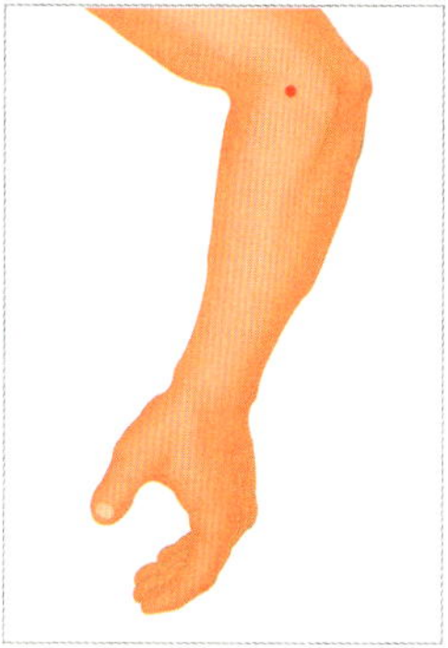

大椎+曲池

搭配功效

风热感冒往往表现为大便秘结、小便黄赤、舌质偏红、口干咽燥。大椎穴与曲池穴都有清热功效，搭配使用能缓解风热感冒引起的不适症状。

古方疗法

《针灸大全》：

◎风热感冒椎曲池，合谷鱼际外关使。

◎伤风面赤，发热头痛，列缺、通里、曲池、绝骨、合谷。

风门+风池

风寒感冒

风门穴

穴位归经　足太阳膀胱经

准确定位

在背部脊柱区，第2胸椎棘突下，后正中线旁开1.5寸。

经穴用法

◎按摩法：点法、按法、揉法、指推法、一指禅法。

◎灸法：艾炷灸3～5壮，艾条灸5～10分钟。

特殊功效

风门穴有祛风散邪、宣肺固表的功效，对伤风、咳嗽、发热、头痛、项痛等有治疗作用。

风池穴

穴位归经　足少阳胆经

准确定位

在颈后区枕骨之下，胸锁乳突肌上端与斜方肌上端之间的凹陷中。

经穴用法

◎按摩法：食指点按或按揉两侧风池穴1分钟，重复多次。

◎灸法：艾条灸5～10分钟，也可用药物天灸。

特殊功效

风池穴有祛风解毒、通利官窍的功效，对感冒、鼻塞、头痛、目赤肿痛等有治疗作用。

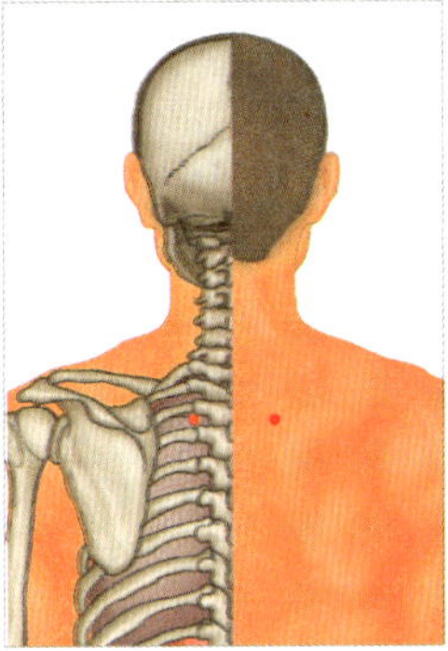 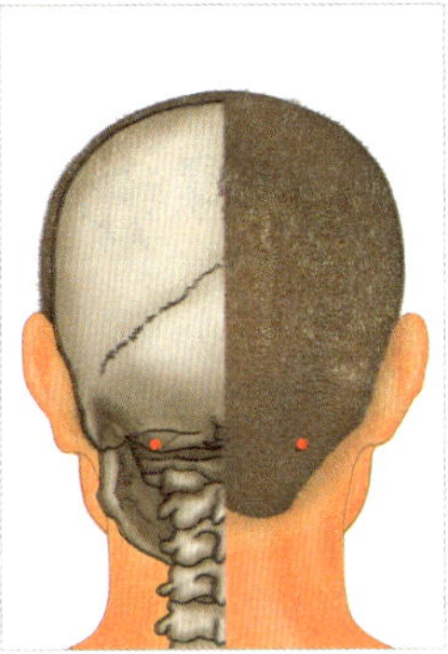

风门+风池

搭配功效

风寒感冒往往表现为鼻塞、流清涕、小便清稀、大便溏泄等。风门穴与风池穴并用可以祛除风邪，缓解风寒感冒症状。

古方疗法

《针灸大全》：风寒感冒风门池。

《刺灸心要诀》：风门主治易感风，风寒痰嗽吐血红，兼治一切鼻中病，艾火多加臭自通。

申脉+侠溪

白天发热不退

申脉穴

穴位归经 足太阳膀胱经

准确定位

在踝区，外踝尖直下，外踝下缘与跟骨之间凹陷处。

经穴用法

◎**按摩法**：用揉法、推法刺激本穴，或用拇指点按1分钟。

◎**灸法**：艾炷灸3~5壮，艾条灸5~10分钟。

特殊功效

申脉穴有活血理气、宁心安神的功效，对失眠、头痛、项强、腰腿疼痛等有治疗作用。

侠溪穴

穴位归经 足少阳胆经

准确定位

在足背外侧，在第4、5趾间，趾蹼缘后方赤白肉际处。

经穴用法

◎**按摩法**：拇指点按或按揉两侧侠溪穴3分钟，以皮肤微感发热为宜。

◎**灸法**：艾炷灸3~7壮，温和灸5~15分钟。

特殊功效

侠溪穴有祛风止痛、活络聪耳的功效，对足背肿痛、膝股痛、胸胁痛、头痛等有治疗作用。

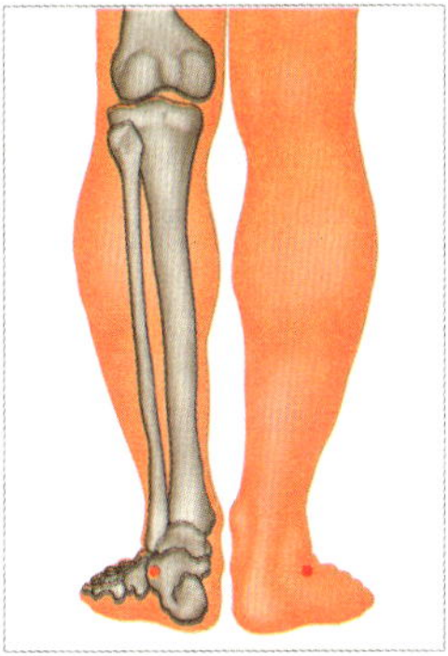

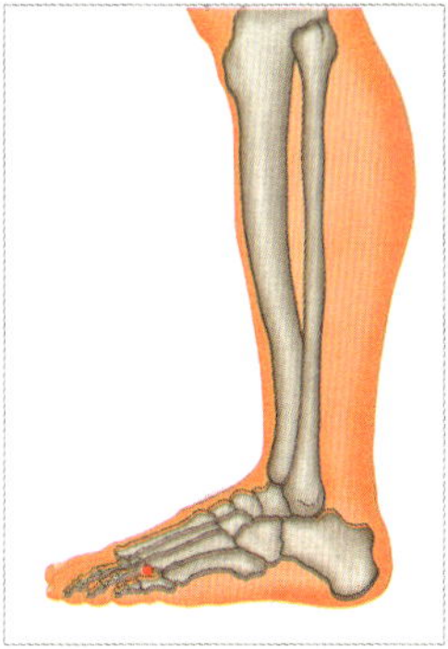

申脉+侠溪

搭配功效

身患感冒且伴有白天发热不退时，可并用申脉穴和侠溪穴来缓解症状。

古方疗法

《通玄指要赋》：申脉能除寒与热，头风偏正及心惊。

《刺灸心法要诀》：侠溪主治胸胁满，伤寒热病汗难出，兼治目赤耳聋痛。

照海+大都

夜间发热不退

照海穴

穴位归经　足少阴肾经

准确定位

在足内侧，内踝尖下1寸，内踝下缘边际凹陷中。

经穴用法

◎按摩法：用揉法、掐法刺激本穴，或用拇指点按1分钟。

◎灸法：艾炷灸3～5壮，艾条灸5～10分钟。

特殊功效

照海穴有滋阴调经、息风安神的功效，对咽喉干痛、便秘、小便不利、痛经等有治疗作用。

大都穴

穴位归经　足太阴脾经

准确定位

在足趾，第1跖趾关节远端，在赤白肉际凹陷中。

经穴用法

◎按摩法：掐法刺激本穴，或用拇指点按1分钟。

◎灸法：艾炷灸1～3壮，艾条灸10～15分钟。

特殊功效

大都穴有健脾和中、泄热止痛的功效，对热病无汗、腹胀、呕吐、腹泻、胃痛、便秘等有治疗作用。

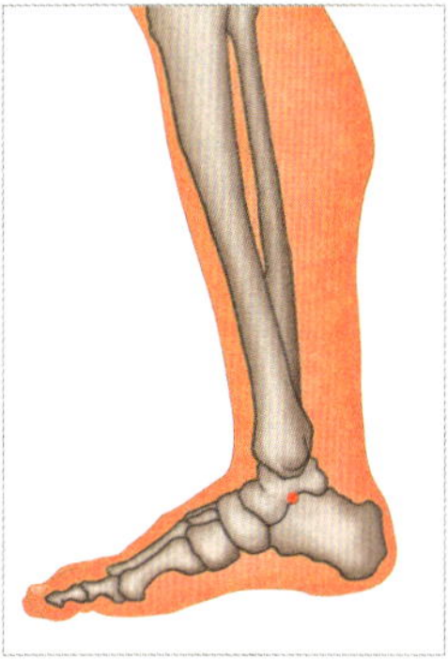

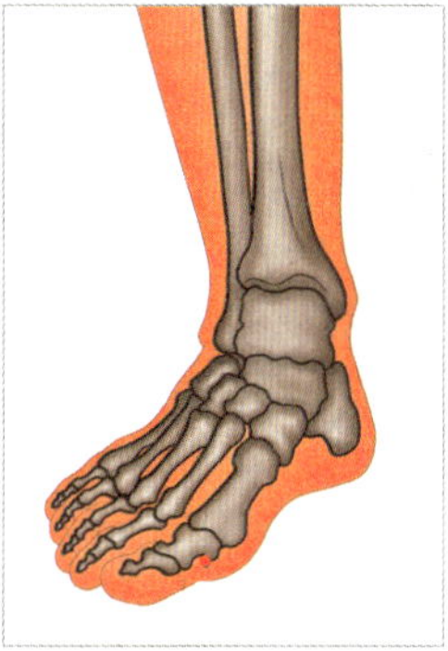

照海+大都

搭配功效

身患感冒且伴有夜间发热不退时，可并用照海穴和大都穴，用于退热安眠。

古方疗法

《刺灸心法要诀》：

◎照海穴治夜发痫，兼疗消渴便不通。

◎大都主治温热病，伤寒厥逆呕闷烦，胎产百日内禁灸，千金主灸大便难。

《通玄指要赋》：四肢之懈惰，凭照海以消除。

身体疲乏

气海+关元

先天体质虚弱

气海穴

穴位归经 任脉

准确定位

在下腹部，前正中线上，在脐中下1.5寸。

经穴用法

◎按摩法：拇指按揉气海穴3分钟，直至皮肤产生热感。

◎灸法：艾炷灸3～7壮，艾条灸10～15分钟。

特殊功效

气海穴有补气益肾、涩精固本的功效，对脘腹胀满、遗精、阳痿、疝气、月经不调、崩漏、带下等有治疗作用。

关元穴

穴位归经 任脉

准确定位

在下腹部，前正中线上，在脐中下 3 寸。

经穴用法

◎按摩法：拇指按揉气海穴3分钟，直至皮肤产生热感。

◎灸法：艾炷灸3～7壮，艾条灸10～15分钟。

特殊功效

关元穴有培元固本、补益下焦的功效，对虚劳冷惫、羸瘦无力、脱肛、疝气、尿频、带下、子宫脱垂等有治疗作用。

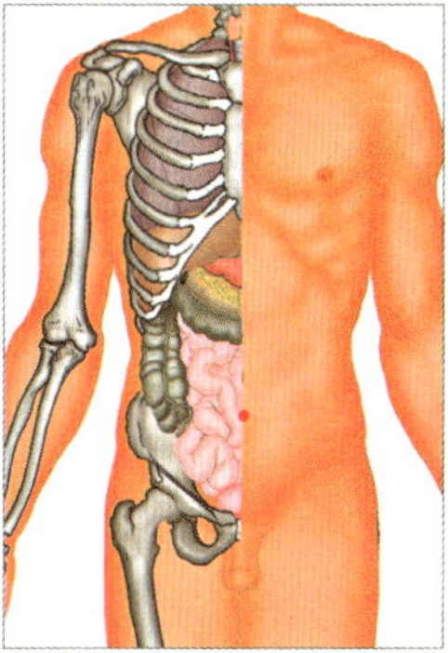

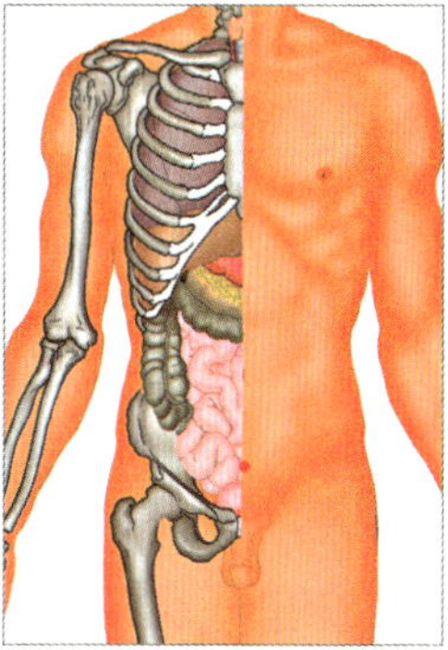

气海+关元

搭配功效

先天体质虚弱的人往往气血不足、体弱无力、精神萎靡，气海穴与关元穴都是补虚损、益气力的常用穴位，两者并用效果更佳。

古方疗法

《穴性赋》：抑又闻丹田（关元）固下元益精气而补虚损，气海固下元助阳气且滋肾阴。

膏肓+神阙

久病体虚

膏肓穴

穴位归经 足太阳膀胱经

准确定位

在背部脊柱区，第4胸椎棘突下，后正中线旁开3寸。

经穴用法

◎按摩法：用点按法、揉法、拿法、推法刺激本穴，或空拳敲打数分钟。

◎灸法：艾炷灸3～5壮，艾条灸5～10分钟。

特殊功效

膏肓穴有益阴清心、止咳平喘的功效，对肺痨、咳嗽、气喘、便溏等有治疗作用。

神阙穴

穴位归经 任脉

准确定位

在腹中部，脐中央。

经穴用法

◎按摩法：用拇指按揉3分钟，连续多次，直至皮肤产生温热感。

◎灸法：艾炷灸3～7壮，艾条灸5～15分钟或药物天灸。

特殊功效

神阙穴有培元固本、回阳救逆的功效，对脑卒中虚脱、四肢厥冷、晕厥、急性脑血管病、痛风等有治疗作用。

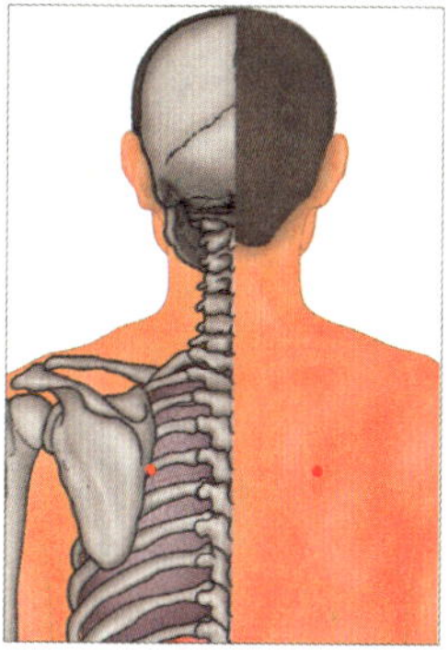

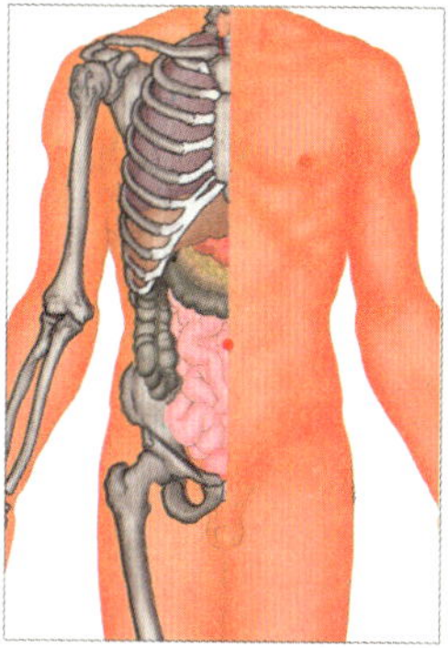

膏肓+神阙

搭配功效

膏肓穴与神阙穴并用，可缓解病后身体虚弱等状况。

古方疗法

《刺灸心法要诀》：

◎膏肓一穴灸劳伤，百损诸虚无不良，此穴禁针惟宜艾，千金百壮效非常。

◎神阙百病老虚泻，产胀溲难儿脱肛。

身柱+合谷

小儿体虚

身柱穴

穴位归经 督脉

准确定位

在背部脊柱区，第3胸椎棘突下凹陷中。

经穴用法

◎按摩法：手握空拳敲击3分钟。

◎灸法：直接灸或隔姜灸3～7壮，温和灸5～10分钟。

特殊功效

身柱穴有宣肺止咳、宁神解痉的功效，对腰脊强痛、惊厥、癫狂、身热、头痛、气喘、支气管炎等有治疗作用。

合谷穴

穴位归经 手阳明大肠经

准确定位

在手背，第1、2掌骨间，当第2掌骨桡侧的中点处。

经穴用法

◎按摩法：点按法、揉法、拿法、摩法。

◎灸法：米粒灸8～9壮，艾条灸10～20分钟。

特殊功效

合谷穴有镇静止痛、通经活络的功效，对外感头痛、头晕、目赤肿痛、牙痛、耳聋、面瘫、面肌抽搐等有治疗作用。

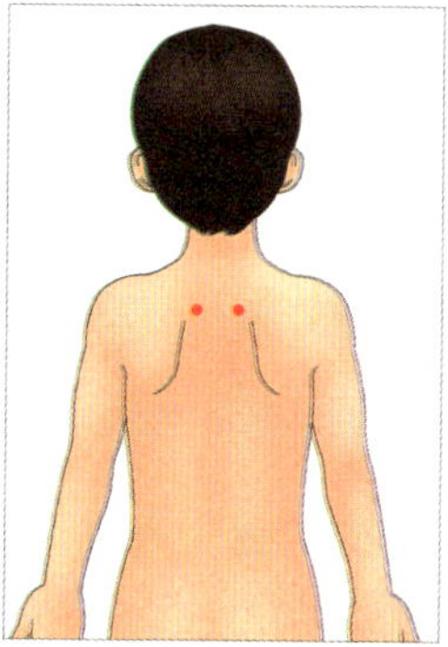

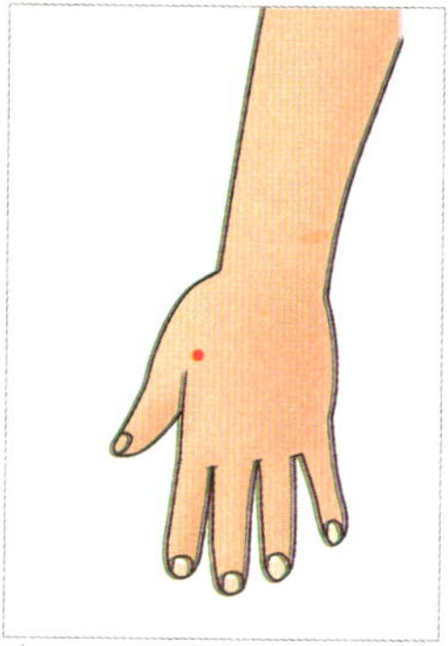

身柱+合谷

搭配功效

体质虚弱的儿童往往免疫力低下、易患感冒、身材矮小、体形瘦弱、食欲不振。身柱穴搭配合谷穴使用，对小儿体虚有一定的调理作用。

古方疗法

《刺灸心法要诀》：

◎身柱主治羊痫风，咳嗽痰喘腰背疼。

◎合谷主治破伤风，痹痛筋急针止疼，兼治头上诸般病，水肿产难小儿惊。

合谷+中渚

全身酸痛

合谷穴

穴位归经 手阳明大肠经

准确定位

在手背部，第1、2掌骨间，当第2掌骨桡侧的中点处。

经穴用法

◎按摩法：点按法、揉法、拿法、摩法。

◎灸法：米粒灸8~9壮，艾条灸10~20分钟。

特殊功效

合谷穴有镇静止痛、通经活络的功效，对外感头痛、头晕、目赤肿痛、鼻渊、鼻衄、牙痛、耳聋等有治疗作用。

中渚穴

穴位归经 手少阳三焦经

准确定位

在手背部，无名指本节的后方，第4、5掌骨凹陷中。

经穴用法

◎按摩法：用拇指点按1分钟。

◎灸法：艾炷灸3~5壮，艾条灸5~10分钟。

特殊功效

中渚穴有清热散邪、明目益聪的功效，对腿疼、手指不能屈伸、肋间神经痛、头痛、眩晕、目赤等有治疗作用。

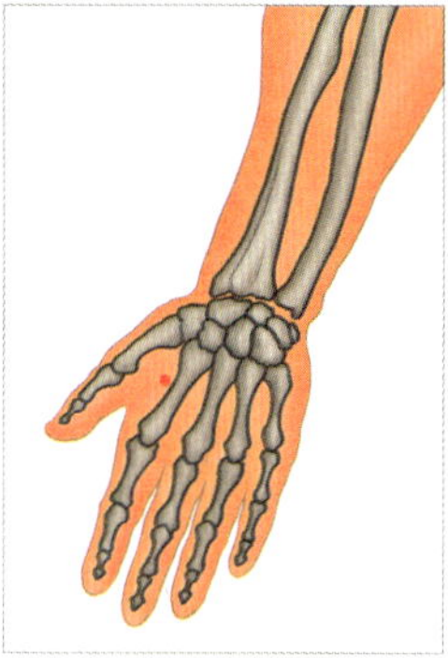

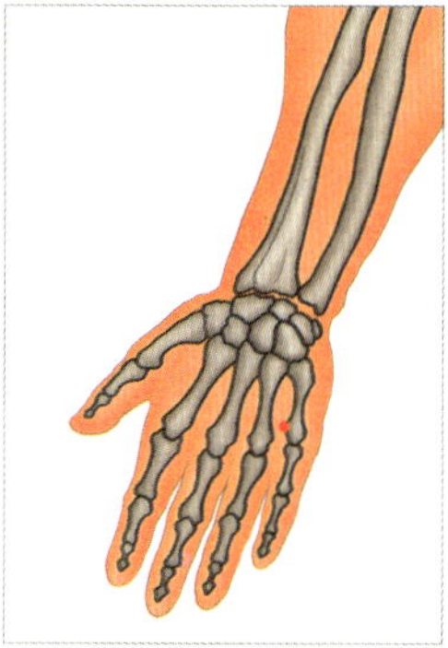

合谷+中渚

搭配功效

合谷穴与中渚穴并用，可改善全身酸痛的症状。

古方疗法

《针灸甲乙经》：痱痿、臂腕不用，唇吻不收，合谷主之。

《刺灸心法要诀》：中渚主治肢木麻，战振蜷挛力不加，肘臂连肩红肿痛。

《针灸大成》：疔疮生面上与口角，灸合谷；小儿疳眼，灸合谷（二穴），各一壮。

肩井+肩髎

肩臂痛

肩井穴

穴位归经 足少阳胆经

准确定位

在肩上，前直乳中，在大椎与肩峰端连线的中点上。

经穴用法

◎按摩法：手握空拳敲击3分钟，力度可稍重，以产生酸胀感为宜。

◎灸法：直接灸3～7壮，温和灸5～10分钟。

特殊功效

肩井穴有通络止痛、活血利气的功效，对肩背痹痛、手臂不举、颈项强痛等有治疗作用。

肩髎穴

穴位归经 手少阳三焦经

准确定位

在三角肌区，肩峰角与肱骨大结节两骨间凹陷中。

经穴用法

◎按摩法：手握空拳敲击3分钟。

◎灸法：艾炷灸3～5壮，艾条灸10～20分钟或药物天灸。

特殊功效

肩髎穴有祛风利湿、疏通经络的功效，对肩臂挛痛不遂、肩关节周围炎等有治疗作用。

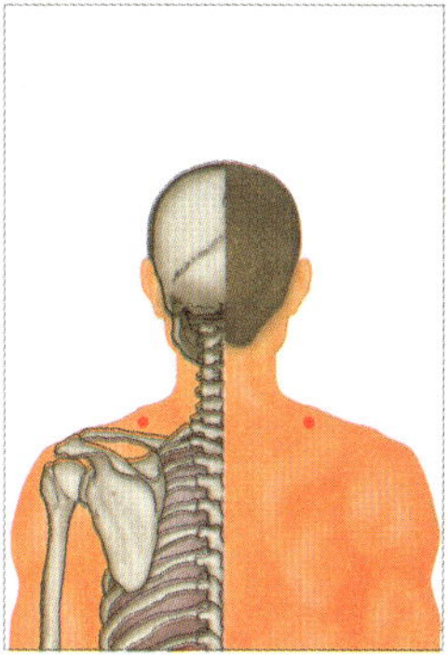
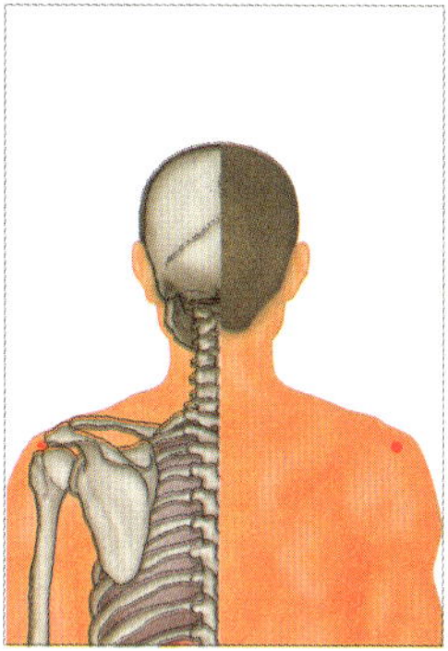

肩井+肩髎

搭配功效

肩井穴与肩髎穴一起使用，能有效缓解肩臂疼痛等症状。

古方疗法

《针灸甲乙经》：肩背髀痛，臂不举，寒热凄索，肩井主之。

《刺灸心法要诀》：肩髎主治瘫痪疾，手挛肩肿效非常。

外关+腕骨

手腕疼痛

外关穴

穴位归经 手少阳三焦经

准确定位

在前臂后区，阳池与肘尖的连线上，腕背侧远端横纹上2寸，尺骨与桡骨之间。

经穴用法

◎按摩法：用点按法、揉法、掐法刺激本穴，左右穴均做。

◎灸法：艾炷灸3~5壮，艾条灸5~10分钟。

特殊功效

外关穴有清热解表、通经活络的功效，对感冒、头痛等有效。

腕骨穴

穴位归经 手太阳小肠经

准确定位

在手内侧，第5掌指关节尺侧与钩骨之间的赤白肉际凹陷中。

经穴用法

◎按摩法：拇指点按1分钟，连续多次，以产生酸胀感为佳。

◎灸法：艾炷灸1~3壮，艾条灸5~15分钟。

特殊功效

腕骨穴有清心安神、通经活络的功效，对手指及肘臂挛急、头痛、失眠等有治疗作用。

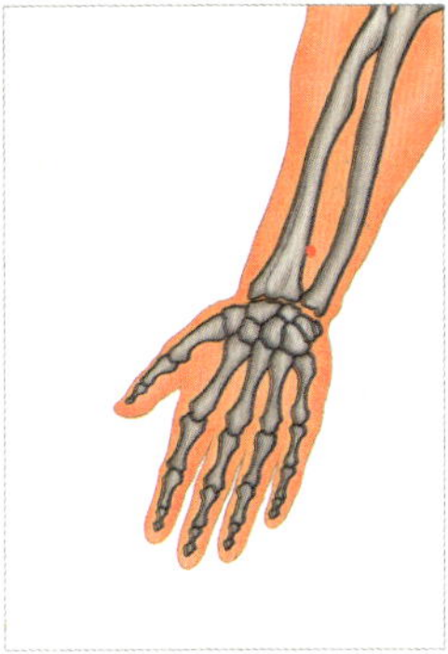

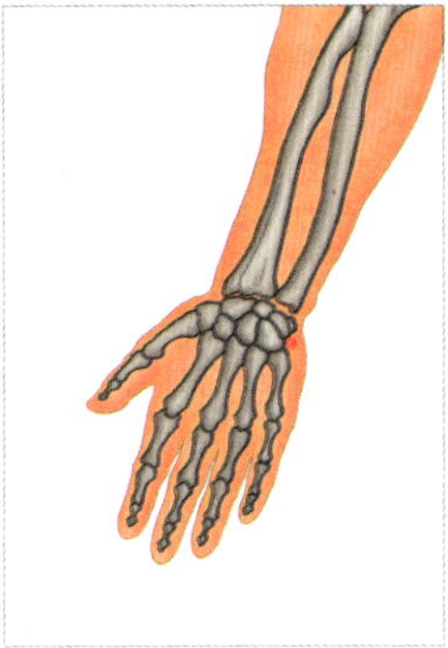

外关+腕骨

搭配功效

外关穴与腕骨穴并用，可有效缓解手腕疼痛。

古方疗法

《刺灸心法要诀》：

◎外关主治脏腑热，肘臂胁肋五指疼。

◎腕骨主治臂腕疼，五指诸疾治可平。

《铜人》：外关治肘臂不得屈伸，手五指尽痛不能握物，耳聋无所闻。

腰俞+命门

腰痛

腰俞穴

穴位归经 督脉

准确定位

在骶部，在后正中线上，正对骶管裂孔。

经穴用法

◎按摩法：点按法、擦法、揉法。

◎灸法：直接灸或隔姜灸3～7壮，温和灸5～10分钟。

特殊功效

腰俞穴有益肾强腰、调经利湿的功效，对腰骶疼痛、下肢痿痹、月经不调、痛经、闭经、盆腔炎等有治疗作用。

命门穴

穴位归经 督脉

准确定位

在腰部，第2腰椎棘突下凹陷中。

经穴用法

◎按摩法：用拇指点按3分钟。

◎灸法：直接灸或隔姜灸3～7壮，温和灸5～10分钟。

特殊功效

命门穴有温肾助阳、镇静止痉的功效，对腰脊强痛、坐骨神经痛、急性腰扭伤、月经不调、带下等有治疗作用。

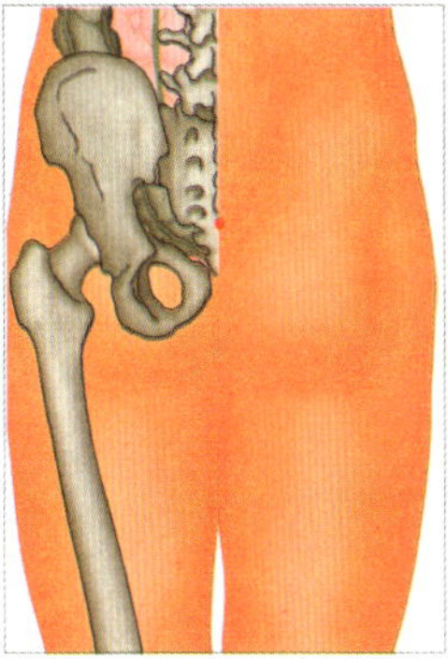

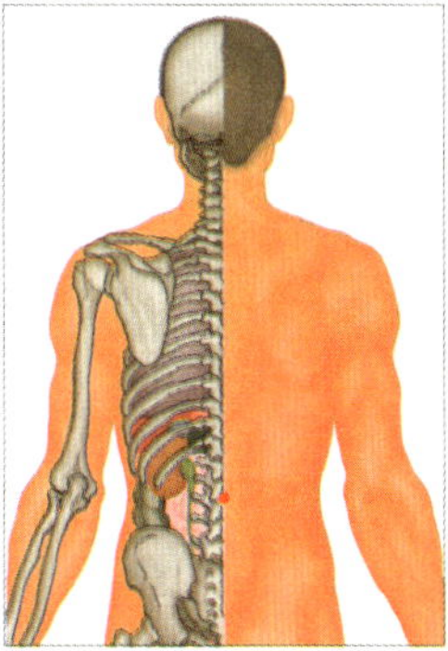

腰俞＋命门

搭配功效

腰俞穴与命门穴并用，可有效缓解腰部疼痛。

古方疗法

《刺灸心法要诀》：

◎腰俞主治腰脊痛，冷痹强急动作难，腰下至足不仁冷，妇人经病尿赤痊。

◎命门老虚腰痛证，更治脱肛痔肠风。

肾俞+大肠俞

腰背痛

肾俞穴

穴位归经 足太阳膀胱经

准确定位

在腰部，第2腰椎棘突下，后正中线旁开1.5寸处。

经穴用法

◎**按摩法**：点按法、揉法、指推法以及一指禅法。

◎**灸法**：艾炷灸5～7壮，艾条灸5～10分钟。

特殊功效

肾俞穴有益肾助阳、纳气利水的功效，对腰痛、小便不利、肾炎、水肿、耳聋等有治疗作用。

大肠俞穴

穴位归经 足太阳膀胱经

准确定位

在腰部，第4腰椎棘突下，后正中线旁开1.5寸处。

经穴用法

◎**按摩法**：手握空拳敲打3分钟。

◎**灸法**：艾炷灸5～7壮，艾条灸5～10分钟或用药物天灸。

特殊功效

大肠俞穴有调理肠胃、理气化滞的功效，对腰痛、坐骨神经痛、腹胀等有治疗作用。

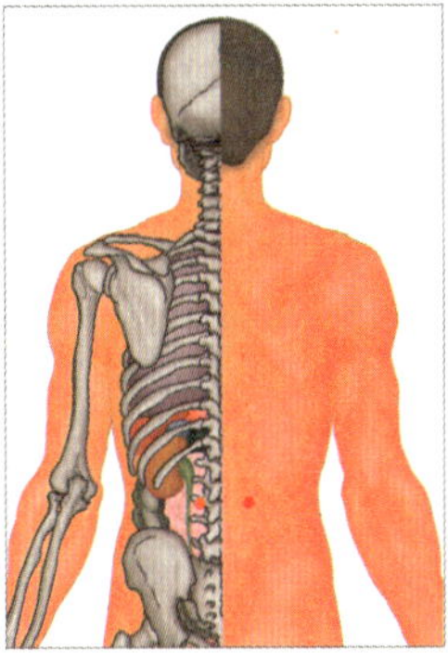

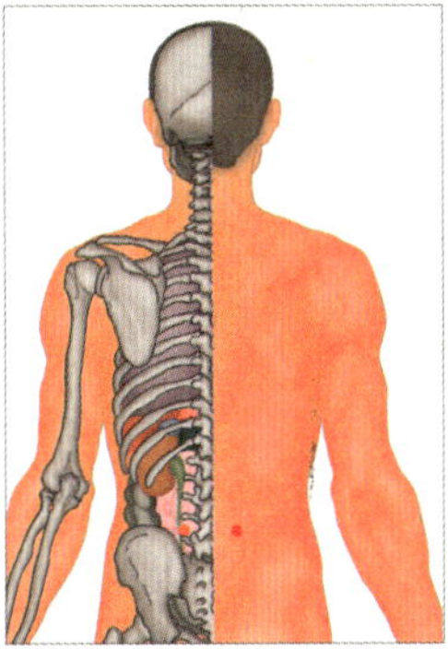

肾俞+大肠俞

搭配功效

肾俞穴与大肠俞穴并用，可有效缓解腰酸背痛的症状。

古方疗法

《玉龙歌》：肾弱腰疼不可当，施为行止甚非常，若知肾俞二穴处，艾火频加体自康。

《千金方》：肾俞、内关，主面赤热。

《铜人》：大肠俞治腰痛，肠鸣，腹胀。

环跳+委中

腰腿痛

环跳穴

穴位归经 足少阳胆经

准确定位

在股外侧部，侧卧屈股，在股骨大转子最凸点与骶管裂孔连线的外1/3与中1/3交点处。

经穴用法

◎**按摩法：**拇指点按1分钟，或手握空拳敲击数分钟。

◎**灸法：**直接灸3～7壮，温和灸5～15分钟。

特殊功效

环跳穴有疏通经络、活血止痛的功效，对腰髋疼痛等有治疗作用。

委中穴

穴位归经 足太阳膀胱经

准确定位

在膝部，腘横纹中点，股二头肌腱与半腱肌肌腱的中间。

经穴用法

◎**按摩法：**用点按法、揉法、拿法、弹拨法刺激本穴，左右穴均做。

◎**灸法：**艾炷灸3～5壮，艾条灸5～10分钟。

特殊功效

委中穴有疏调肠胃、理气化滞的功效，对腰痛、坐骨神经痛、腹胀、泄泻等有治疗作用。

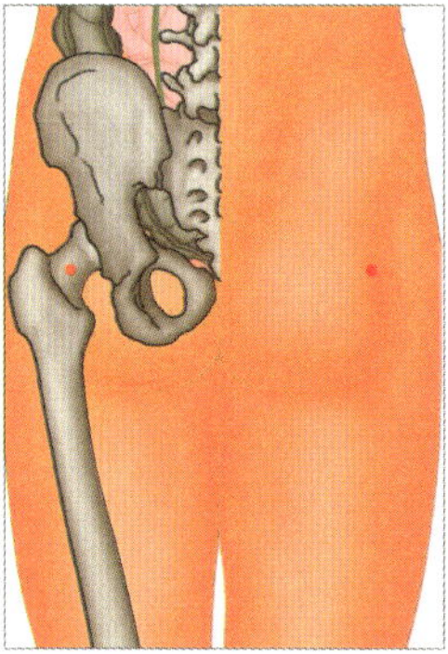

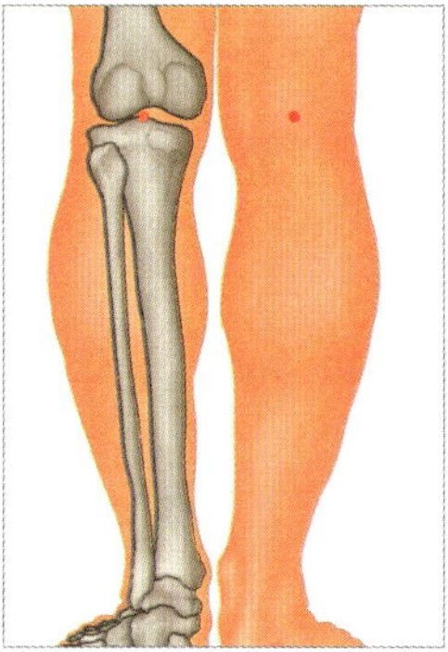

环跳+委中

搭配功效

环跳穴与委中穴并用，对缓解腰腿痛等症状效果明显。

古方疗法

《刺灸心法要诀》：环跳主治中风湿，股膝筋挛腰痛疼。

《玉龙歌》：强痛脊背泻人中，挫闪腰酸亦可攻，更有委中之一穴，腰间诸疾任君攻。

中封+足三里

肌肉疼痛

中封穴

穴位归经 足厥阴肝经

准确定位

在足内踝前，胫骨前肌肌腱的内侧缘凹陷中。

经穴用法

按摩法： 用点按法、指推法、揉法刺激本穴，左右穴均做。

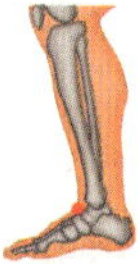

足三里穴

穴位归经 足阳明胃经

准确定位

在小腿外侧，犊鼻下3寸，犊鼻与解溪的连线上。

经穴用法

按摩法： 用指揉法、推法刺激本穴，或用拇指点按1分钟。

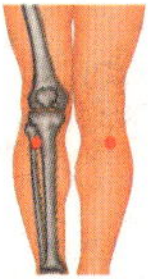

搭配功效

中封穴搭配足三里穴，可缓解关节和肌肉的疼痛，从而改善步履艰难症状。